달콤한 이완요가의 힘
리스토러티브 요가

달콤한 이완요가의 힘
: 리스토러티브 요가

초판 1쇄 발행 2019년 8월 1일

지 은 이	최다희
발 행 인	권선복
편　　집	권보송
디 자 인	서보미
전 자 책	서보미
사진촬영	김유근(한국치유요가협회), 최진백(달콤요가)
발 행 처	도서출판 행복에너지
출판등록	제315-2011-000035호
주　　소	(07679) 서울특별시 강서구 화곡로 232
전　　화	0505-613-6133
팩　　스	0303-0799-1560
홈페이지	www.happybook.or.kr
이 메 일	ksbdata@daum.net

값 25,000원
ISBN 979-11-5602-731-7   (13510)

Copyright ⓒ 최다희, 2019

* 이 책은 저작권법에 따라 보호받는 저작물이므로 무단전재와 무단복제를 금지하며, 이 책의 내용을 전부 또는 일부를 이용하시려면 반드시 저작권자와 〈도서출판 행복에너지〉의 서면 동의를 받아야 합니다.

RESTORATIVE

달콤한 이완요가의 힘

리스토러티브 요가

최다희 지음

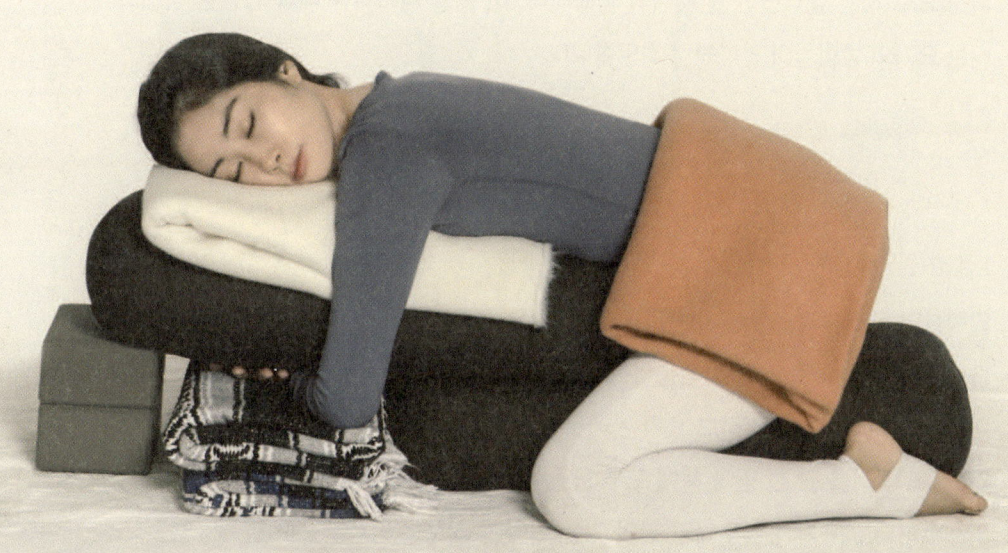

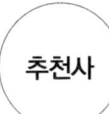

| 백 희 숙 (한국알렉산더테크닉협회, Korean Alexander Technique Association)

최다희 선생님의 저서 『리스토러티브 요가』 출간을 진심으로 축하드립니다. 쉼(휴식)은 중요한 삶의 요소이자, 배울수록 더 잘할 수 있는 생활의 기술입니다. 쉼의 질적 향상이 가져다주는 삶의 변화는 직접 체험해 본 사람들만이 알 수 있습니다. 쉼은 자신의 삶을 되돌아보게 하는 명상이며, 스스로를 치유하는 가장 쉬운 방법입니다. 이 책은 누구나 쉽게 삶의 질을 변화시키는 가장 근원적인 힘을 회복하게 돕는 셀프힐링의 안내서와 같습니다.

저자는 스스로의 경험을 통해 알렉산더 테크닉의 원리와 기술을 실용적으로 접목하였으며, 온전한 몸(Soma)과의 진솔한 만남과 화해를 주선해 주고 있습니다. 요가의 정수와 명상의 기초를 쉼의 과정을 통해 무리하지 않고 저절로 터득해갈 수 있다면, 이 시대가 필요로 하는 솔루션이 될 것이라 믿습니다. 이 책을 시초하여 더욱 향상된 리스토러티브 요가의 방법들이 전파되길 희망합니다.

| 김 성 원 (KTYA한국치유요가협회 협회장)

알렉산더 테크닉과 소마인지 원리를 함께 다룬 리스토러티브 요가 책은 아직까지 없었습니다. 몸이야말로 진정한 전통이자 근원입니다. 이러한 몸(soma)을 접촉하는 데 있어 소마인지와 리스토러티브 요가는 매우 절묘한 공통점을 갖으며 좋은 궁합을 이룹니다. 둘의 깊이를 단 한 권의 책에 모두 담을 수는 없습니다. 하지만 이 책이 소마인지와 리스토러티브 요가가 어우러진 깊이 있는 발전과 새로운 방향을 제시할 수 있는 첫 출발임은 분명합니다.

| 고 상 근 (서울대 공과대학 기계항공공학부 교수, 파이연구소 소장, 알렉산더 테크닉 공인교사)

저는 독일의 버트 헬링거에 의해 만들어진 '가족세우기'와 '내려놓음', '깨어있음' 등의 기법을 융합 및 발전시킨 새로운 기법 '마인드리더십'을 창안하고 보급, 교육하고 있습니다. 이는 알아차림을 통해 무의식 속에 잠재된 얽힘을 스스로 풀어내도록 돕는 과정입니다. 리스토러티브 요가에서 이뤄지는 내려놓음과 깨어있음 또한 몸과 마음의 얽힘을 다루는 좋은 수련입니다.

몸은 정신과 영혼의 든든한 지원자입니다. 리스토러티브 요가 수련을 통해 생각과 느낌 내려놓기, 단순해지기를 충분히 배워보길 바랍니다. 알렉산더 테크닉의 원리를 리스토러티브 요가 수련에 적용해보는 것은 매우 멋진 일이 될 것입니다. 알렉산더 테크닉 원리가 에센스처럼 스며들 수 있도록 리스토러티브 요가의 꾸준한 수련을 추천드립니다.

| 신 호 철 (공학박사, 알렉산더 테크닉 교사, 시스테마 인스트럭터)

'모든 길은 로마로 통한다'는 말과 같이 모든 진실된 수행법은 우리를 자유로 이끕니다. 우리는 다양한 관점의 길을 통해 하나인 진리에 더 깊이 눈뜰 수 있습니다. 본 저서 '리스토러티브 요가'는 저자의 다양한 경험을 통합적 관점으로 제공함으로써, 독자들에게 진리의 풍요로움과 깊은 휴식에 이르는 길을 선사합니다.

| 이 경 희 (심리상담전문가, 트라우마심리치료사, 알렉산더 테크닉 공인교사)

알렉산더 테크닉 교사과정을 함께하면서 최다희 선생님에게서 사람과 몸에 대한 따뜻한 관심과 깊은 존중의 시선을 보았습니다. 이 책을 보면서 자신의 몸과 삶을 사랑하도록 차근차근 친절하게 안내하는 저자의 목소리가 들리는 것 같았습니다. 긴장으로 힘든 분들이 이 책의 안내에 따라 자신만을 위한 달콤한 휴식의 공간을 마련하기를 바랍니다.

저자서문

#1

저는 간호사로 일하다가 직장을 그만두고 2007년 인도 푸네라는 곳으로 떠나 오쇼 명상과 아유르베다 마사지교육을 경험하던 중 더 많은 휴식을 위해 리쉬케쉬로 이동했습니다. 처음 두 달로 계획한 인도여행은 예상치 못한 일정들로 6개월이 더 늘어났죠.

마사지교육을 같이 들었던 한국 친구가 알려준 리쉬케쉬는 우연이지만 깊은 인연이 되었습니다. 갠지스 상류여서 물이 깨끗한 리쉬케쉬는 힌두교의 성지였고 많은 요가센터들이 옹기종기 모여 있었습니다. 저는 그중 옴카라난다 강가 사단에서 열리는 아헹가요가를 꾸준히 수련했습니다. 한쪽 다리가 불편해 절뚝 걸음을 가진 눈 파란 외국 할머니 우샤 선생님이 카랑카랑한 목소리로 세계 각국에서 온 학생들을 지도하고 계셨고 요가원에서 내다보이는 창밖에는 햇빛에 반짝이는 갠지스강이 보였습니다.

요가도구를 활용한 정렬 중심의 아헹가요가를 배우면서 그간 한국 요가에서 못 느낀 새로움을 많이 느꼈습니다. 오전 프랙티스 시간에서는 학생들이 전날 배운 하타요가를 자율적으로 복습하면서 꼼꼼히 노트 정리도 하고 리스토러티브 요가(회복요가)를 하며 명상하는 분위기였습니다. 한국에 귀국하고 아헹가요가 지도자과정을 수료한 후 직업을 바꾸게 되었고 지금까지

하타요가를 지도해 오고 있습니다.

　강사생활을 하던 중 내 공간을 갖고 싶다는 생각에 지금의 요가센터를 인수 후 운영하게 되었습니다. 하지만 인수 과정에서 좋지 않은 일이 있었고 한동안 심한 불면증을 겪었습니다. 그때 알렉산더 테크닉을 알게 되었습니다. 힘든 시기였던 만큼 몸의 휴식이 무척 절실했고 이 절실함이 3년이나 걸리는 과정을 시작하게 된 계기가 되었습니다. 교육은 주 2~3일씩 이뤄졌는데 교육 때마다 1시간은 세미 수파인 자세, 위스퍼 아 호흡, 발성을 연습했습니다. 이 연습시간은 1학년 때부터 꾸준히 참석했습니다. 처음부터 자세와 호흡에 대해서 많은 것을 알고 연습했다기보다 스스로 부딪히면서 알아가는 시간이었습니다. 그러다 보니 내가 과연 잘하고 있는 건지 난감함도 많았지만 3년이 지나고서는 이 연습시간을 통해 많은 것을 얻었음을 알게 되었습니다. 그 외에도 소마코칭 과정과 관련 책들, 기능해부학, 싱잉볼 테라피를 꾸준히 배웠습니다. 배우는 과정에서 이완에 대한 이해가 깊어지고 새로워졌습니다. 그동안 이완에 대해서 면밀히 탐구해 본 적이 없었다는 것도 알게 되었습니다.

　요가를 위해서 알렉산더 테크닉을 시작한 것은 아니지만 결국은 요가의 가장 기본 자세를 이해하는 데 커다란 도움을 받았기에 이것은 저에게 큰 성과였습니다. 덕분에 십여 년 전에 접했던 리스토러티브 요가를 다시 시작한 후로 이 요가가 주는 가능성과 놀라움을 재발견할 수 있었고 사바아사나가 주는 아름다움을 다각도로 경험해 볼 수 있었습니다. 알렉산더 테크닉과 그 밖의 모든 공부들이 리스토러티브 요가를 올바르게 이해하는 데 훌륭한 연결고리link가 되었습니다. 따로 떨어진 섬처럼 별개로 보이던 지식과 체험들이 함께 어우러져 배움의 즐거움은 한층 더 깊어졌습니다.

#2

　알렉산더 테크닉은 서고, 걷고, 앉는 등의 가장 일상적인 동작들 안에서 그 원리를 배웁니다. 가장 많이 반복되는 일상의 움직임에 무의식적인 사용 습관이 많기 때문이죠. 요가 역시도 그러합니다. 흔히 고난도 아사나들만 어렵다고 생각하지만 요가도 단순하고 반복이 많은 기본 동작들을 마스터하기 어려운 동작으로 손꼽습니다. 서기(타다아사나), 앉기(싣다아사나), 눕기(사바아사나), 기기(테이블 포즈), 다운독 포즈와 같은 기본 동작들에 배어 있는 습관을 스스로 발견하기란 생각보다 쉽지 않습니다.

　이 기본 동작들을 제대로 마스터하려면 동작 노하우보다 더 중요한 것이 있습니다. 그것은 불필요한 긴장을 알아차릴 수 있는 몸의 상태입니다. 이때 비로소 기본 동작들이 올바르게 습득됩니다. 때문에 리스토러티브 요가는 요가 아사나 수련에 있어서 정말 필수적이고 바탕이 되는 수련이라고 여겨집니다. 강한 수련을 즐겨 한다면 더더욱 필요할 것입니다.

　인지를 통해 뇌신경 회로와 몸의 감각은 차츰 변화됩니다. 그래서 리스토러티브 요가를 꾸준히 수련할수록 이완의 깊이는 달라집니다. 인지를 바탕으로 한 이완은 질적으로 다릅니다. 리스토러티브 요가는 한두 번으로는 그 깊이를 가늠할 수가 없습니다. 이 책은 인지를 활용한 이완요가에 대해 다루고 있다는 점에서 특별함이 있습니다.

#3

    이 책은 몸에 대한 태도에 대해서도 이야기합니다. 몸은 그 자체로 훌륭하며 몸을 올바르게 사용할 수 있는 능력은 인간 모두에게 있다는 알렉산더 테크닉의 관점은 매우 특별합니다. 알렉산더 테크닉이 호흡패턴이나 자세, 몸의 문제를 '일방적으로' 고치려 하지 않는 이유가 이것입니다.

    알렉산더 테크닉은 개개인에 대한 존중을 갖고 접근합니다. 한 사람의 체형과 모양, 습관은 한순간에 만들어진 것이 아닙니다. 특정 기준에서는 '보기 좋다, 나쁘다, 좋은 자세다, 나쁜 자세다'와 같은 판단적인 말을 쉽게 할 수 있습니다. 하지만 몸은 한 개인의 역사가 담긴 독특한 역사서입니다. 차갑고 기계적인 분석보다는 몸에 담긴 개개인의 역사를 차근차근 만나 가는 따듯한 시선이 필요합니다. 이러한 태도는 '내맡김과 존중의 요가'인 리스토러티브 요가에서도 매우 중요한 바탕이 됩니다.

#4

　행복한 삶에 있어서 공간이 개인에게 미치는 영향을 연구한 사회학자 레이 올덴베르크는 가정과 일 외에 제3의 공간the third place이 필요하다고 말했습니다. 인간은 공간마다 역할이라는 정체성을 부여받습니다. 보통 제1과 2의 공간은 가정과 직장이 되며 여기에서 갖는 역할적인 부담이 빠진 여유 공간이 곧 제3의 공간이 될 수 있습니다. 이 공간은 평가, 또는 비교하는 시선 없이 나한테만 집중할 수 있는 공간입니다.
　기능별로 공간을 잘 활용하는 것은 매우 현명한 일입니다. 집에서 하는 공부보다 분위기 있는 카페에서 공부할 때 집중력이 더 좋아지고 홈요가보다 요가원에서 사람들과 함께할 때 나의 한계를 수월하게 넘어설 수 있고 명상도 집보다 정갈한 공간에서 고요함에 더 쉽게 물들게 됩니다. 모두 공간이 주는 마법입니다.

　도심 속 곳곳에 있는 요가원들 역시 지친 이들에게 틈새 휴식을 주는 제3의 공간이 되고 있습니다. 세상의 빠른 공기와는 달리 요가원의 공기는 느리게 흐릅니다. 리스토러티브 요가 수업을 진행하다 보면 적막함이 포근히 내려앉은 수업 공간이 새삼 눈에 들어오곤 합니다. 담요를 감싸 덮고 볼스터를 품에 안은 채 휴식하는 사람들을 바라보면 시간이 무척 느리게 흐르는 것 같습니다. 공간에 울려 퍼지는 싱잉볼의 독특하고 규칙적인 진동은 생각을 내려놓게 도와줍니다. 이 공간을 벗어나면 우린 다시 세상의 속도에 맞추어 가겠죠. 숱하게 평가받고, 때론 아픈 말들에 무너지지 않기 위해, 나약해 보이지 않기 위해 치열하게 애쓰곤 합니다.
　빠른 세상을 탓하고 살 수만은 없습니다. 우린 다시 세상으로 나서야 하며 세상에서 내 색깔을 펼쳐 나갈 힘을 회복해야 합니다. 빠른 속도의 삶도 내 것이고, 느린 속도의 삶도 내 것입니다. 나아감과 물러섬의 균형을 돕는 리스토러티브 요가는 앞으로 더욱 중요해질 것입니다. 이 요가가 갖는 이완의 힘은 달콤한 휴식과 함께 자신을 친절하게 다루고, 아늑하게 숨 쉴 수 있는 일상을 선물합니다. 생각에 영향받지 않은 채 전체적으로 휴식하게 합니다. 이 책이 리스토러티브 요가를 충분히 즐기고 그 깊이를 발견하는 데 도움 되길 바랍니다.

계속 묵혀만 두었던 원고를 다듬어 출간하도록 용기 주고 격려해준 최진백 선생님에게 고마움을 전합니다. 알렉산더 테크닉을 지도해주신 백희숙, 최현묵 선생님, 사진작업에 도움을 준 서정호 이사님, 원고에 좋은 조언을 주신 이정옥, 정여랑, 오피움 선생님, 싱잉볼 사진모델로 참여해준 정희진 선생님, 저의 멘토이신 프로세스워커 한나 정 선생님께 감사인사 전합니다.

CONTENTS

- 4   추천사
- 6   저자 서문

_____ **PART 01**

리스토러티브 요가

- 19   **쉬어도 쉬어도 늘 피곤한 이유는 뭘까?**
  잔여 근긴장 | 제로 지점 | 알아차림을 위한 수련 | 알렉산더 테크닉에 대해 | 감각인식오류

- 24   **리스토러티브 요가가 주는 10가지의 혜택**
  10가지 혜택 | 다이어트 | 자율신경계의 균형 | 틀어진 자세의 균형 회복 | 홀리스틱

- 28   **포근한 명상, 달콤한 시간**
  쉬운 명상 | 단순하게 있음을 위한 요가 | 가장 단순한 명상이 가장 훌륭하다 | 생각이라는 대상

- 33   **사바아사나: 요가의 오래된 지혜**

_____ **PART 02**

리스토러티브 요가는 터치 테라피이다

- 39   **백 마디 말보다 소중한 단 한 번의 포옹**
  접촉 위안: 원숭이 애착실험

- 41   **인간에게 터치가 중요한 이유**

_____ **PART 03**

소마지성을 일깨우는 리스토러티브 요가

- 47   **소마지성을 일깨우는 4가지 방법**
  1. 연결 | 2. 감지 | 3. 팬디큘레이션 | 4. 상호침투

PART 04
세미 수파인 포즈: 건설적인 휴식자세

58   4가지의 혜택
          허리의 깊은 휴식 | 힘주어 서지 않아도 된다 | 골반의 긴장 해소 | 발목 공간의 회복

65   다양한 도구를 활용한 세미 수파인 자세

PART 05
바디 인지: 몸을 어떻게 인지하나요?

69   몸 의식하기
          몸 감각의 빛을 밝히기 | 고유수용감각이란?

71   몸을 어떻게 인지하나요?
          그라운딩 | 바디스캔 | 알렉산더 테크닉의 5가지 디렉션 | 공간의 발견

PART 06
회복을 위한 호흡

85   리스토러티브 요가를 위한 호흡 3가지
          아파자파 호흡 | 위스퍼 아 호흡 | 나디 쇼다나 호흡

91   몸의 안정화 시스템: 4가지 자세유지근
          안정화 근육의 중요성 | 특별한 바디 네트워크: 근막(Fascia)

96   정적이고도 역동적인 리스토러티브 요가
          호흡을 늘 고요히 할 수 있나요? | 판단하지 않음(non-judgement)

PART 07
회복요가 시작과 마무리

107   회복요가 시작과 마무리
           기본 앉기 | 눕기 | 일어나 앉기 | 요가 마무리 후 앉기 | 일상으로 부드럽게 돌아가기

PART 08
리스토러티브 요가 도구 소개

115 리스토러티브 요가의 소도구
　　　블록 | 볼스터 | 담요 | 그래비티 프롭 | 탄력붕대 | 요가매트 | 발가락 방향 교정구

PART 09
리스토러티브 요가 실전편

요가베개를 활용한 리스토러티브 요가 —————————— LESSON 1

131 Heart & Breath 갑갑한 가슴은 편안하게, 호흡은 달콤하게
　　　물고기 자세 | 옆으로 누운 반달자세 | 엎드린 척추회전 자세 | 아기자세

141 Lower Back 뭉친 허리를 가볍고 시원하게
　　　브릿지 자세 | 프로펠러 동작 | 허리 열기 자세

149 Pelvis 틀어진 골반을 균형 있게
　　　골반 회전자세 | 엎드려 골반 앞면 이완하는 자세 | 누운 나비자세

157 Spine 척추의 피로를 풀어주는 척추 그라운딩 자세
　　　척추 그라운딩 자세

161 Leg 무거운 다리를 가볍고 날씬하게
　　　벽을 이용해 다리 위로 올린 자세

체어를 활용한 리스토러티브 요가 —————————— LESSON 2

169 몸을 거꾸로 한 막대 자세 | 체어를 이용한 어깨서기 자세

임산부를 위한 회복 요가 —————————— LESSON 3

178 옆으로 길게 누운 회복 자세 | 상체를 높게 세운 나비 자세 | 임산부를 위한 알렉산더 테크닉

PART 10

보이스를 힐링하는 요가

- 188 소리 명상
  허밍 명상 | 차크라 소리명상 | 내면의 만트라: 소-함

- 190 차크라와 사이매틱스
  사이매틱스 | 차크라

- 193 싱잉볼 사운드테라피가 주는 조화로운 회복

[부록]

- 197 회복을 위한 작은 공간 만들기
- 198 아로마 테라피 : 향기의 마법

- 200 마무리 글 : 낯섦음으로의 여행
- 205 참고 문헌

- 206 출간후기

PART 01

리스토러티브 요가

Episode

리스토러티브 요가(회복 요가)란?

*Restorative

1. 원기(본디 타고난 기운)를 회복시키는
2. (신체 부위를) 복원하는
3. 원기 회복제, 강장제

*출처: 네이버 영어사전

세계적인 하타요가인 아헹가 요가는 다양한 보조도구를 활용하여 요가 행법을 자세히 가르치기로 유명하다. 아헹가 요가에는 도구를 활용한 깊은 휴식 요가도 포함되어 있는데 이 휴식행법이 리스토러티브 요가로 따로 명명되면서 보다 전문화되었다.

회복은 '원래의 상태로 돌이키거나 원래의 상태를 되찾음'이란 사전적 의미를 갖고 있다. 회복요가로 불리는 이 요가는 원래의 상태를 방해하는 불필요한 긴장을 발견하고 이를 해소하는 '과정'을 다룸으로써 몸과의 신뢰를 회복한다. 회복요가는 우리의 몸이 이미 온전하고 지혜롭다고 바라본다.

요가 소도구를 이용하여 한 자세를 보통 5분~15분, 길게는 1시간까지도 유지한다. 멈춤의 지혜는 몸과 마음의 휴식에 반드시 필요하다. 습관은 몸에 기억된다. 자주 반복된 오랜 습관일수록 강한 관성으로 몸에 각인된다. 그 관성을 잠시 멈출 때 비로소 충분한 휴식이 찾아들고 올바른 습관을 뿌리내릴 수 있다. 이것이 리스토러티브 요가에서 하나의 회복자세를 충분히 유지하는 이유이다. 이는 직접적인 치료 및 교정법은 아니지만 우리 몸에 내재된 가장 좋은 상태를 온전히 드러내게 한다.

쉬어도 쉬어도 늘
피곤한 이유는 뭘까?

잔여 근긴장

쉬어도 쉰 것 같지 않고 잦은 피로와 근육 결림을 지속적으로 느끼는 것은 왜일까? 근육은 수축하기 위해 디자인되어 있다. 근육 길이가 짧아지는 수축과정에선 에너지 소모가 일어나는 반면, 근수축신호가 멈추고 근육이 원래 길이로 회복되는 이완과정에선 에너지 소모가 일어나지 않는다. 그래서 근육이 일을 하지 않는 휴지상태resting state에서는 근수축으로 인한 에너지 사용은 발생되지 않는다.

그런데 휴지상태에서도 근수축이 남아 있다면 에너지가 불필요하게 소모될 것이다. 토마스 한나(소마틱스 창시자)는 이를 잔여 근긴장이라고 하였다. 잔여 근긴장은 10~20%, 많게는 40%까지 남을 수 있으며 이는 만성 피로의 원인이 된다. 에너지 소비효율 등급이 낮은 전자제품을 쓰는 것과 다를 바 없다.

어릴 때는 그렇지 않았다. 무엇이 가장 좋은 이완 상태인지 몸이 알고 있었기 때문에 충분한 휴식을 제때 취할 수 있었다. 하지만 언젠가부터 우리는 몸의 긴장을 스스로 알아차리지도 못한 채 바쁘게 살아왔다. 리스토러티브 요가는 습관 속에 묻혀 있는 잔여 근긴장을 해소하고 몸을 효율적인 상태로 리셋

시켜 준다. 대부분의 습관은 무의식 영역으로 내가 알지 못하는 긴장들이 상당히 숨어 있다. 이 긴장들을 통해 습관패턴을 이해할 수 있다. 물론 긴장 자체를 알고자 애쓸 필요는 없다. 이완을 경험할 때 긴장은 저절로 알게 된다. 빛과 어둠이 서로의 질감을 명료하게 대비시켜 주는 것처럼 말이다.

리스토러티브 요가는 원래 몸이 알고 있었던 휴식의 기억을 되찾아 준다. 그래서 리스토러티브 요가를 접해 본 사람들은 꿀잠을 잔 듯 몸이 개운하고 마음이 편안하다고 말하곤 한다.

제로 지점: 근육 고유 길이와 톤의 회복

근육은 고유한 근길이와 적절한 톤을 갖고 있을 때 가장 좋은 근 파워를 낼 수 있다는 연구가 있다. 근섬유가 짧아지는 것이 수축, 길어지는 것이 신장, 원래의 길이로 돌아오는 것이 이완이다. 그런데 원래 길이보다 짧아지거나 늘어난 상태가 계속 지속되는 것은 모두 고유한 톤을 잃은 것이며 두 가지 다 긴장상태이다. 단순히 근강화 운동을 많이 한다고 근력이 강화되는 것도 아니고 과도한 유연함이 곧 건강함으로 이어지는 것도 아니다. 건강한 근육에는 유연성과 근력 두 가지의 조화가 필요하다. 이를 위해선 원래의 근길이인 제로 지점으로의 회복력이 중요하다. 근육의 건강하고 올바른 사용이란 근육을 쓸 때는 제대로 쓰고 근수축이 필요치 않을 때는 원래의 길이로 돌아와 불필요한 긴장이 남아 있지 않은 상태를 뜻한다. 리스토러티브 요가는 근육을 제로지점으로 회복시킨다. 이는 모든 움직임의 가능성을 품은 상태이다.

"요가는 너무 먹거나 또는 전혀 안 먹는 사람을 위한 것이 아니다. 또, 너무 많이 잠을 자거나 전혀 자지 않고 밤을 지새우는 사람을 위한 것도 아니다. 먹고 휴식을 취하는 데 있어서의 절제와 일을 함에 있어서의 조절 그리고 잠자고 깨는 데 있어서의 조화로 요가는 모든 고통과 비애를 없애 준다."

- 『요가 디피카』中에서

알아차림을 위한 수련

많은 사람들은 잔여 근긴장이 상당히 축적된 후에야 통증이나 불편감으로 이를 인지한다. 강한 외부적 자극이나 마사지, 병원치료를 통해 어느 정도는 문제를 제거할 수 있으나 이내 긴장이 다시 쌓이고 통증이 생겨야만 이를 자각하는 악순환이 반복된다. 보다 근원적인 접근은 잘못된 몸의 사용을 제때 알아차리는 데 있다. 그런데 이 알아차림, 즉 자각awareness은 내가 알기 위해 애쓰는 것이 아니다. 말 그대로 알아차려지는 것이다.

리스토러티브 요가는 이러한 단순한 알아차림 상태에서 흘러간다. 몸의 긴장도 문제로 여기기보다 보물찾기 하듯 단순한 즐거움으로 만나 본다. 알아차림은 해결해야만 하는 어려운 문제가 아닌 단순함에 뿌리를 두고 있기 때문이다. F. M. 알렉산더는 "인간은 신체적인 것이든, 정신적인 것이든, 영적인 것이든 근육의 긴장으로 전환시킨다."고 말하였다. 거꾸로 말하면 근육의 긴장을 터치하는 것은 신체, 정신, 영적인 것을 터치하는 일이다. 긴장은 우리가 그간 묵혀 왔던 많은 이야기를 전해 준다. 귀담아 듣는 관심과 잠시의 멈춤pause이 있다면 누구든 그 이야기를 들을 수 있다.

그래서 리스토러티브 요가가 편안함만을 추구하기보다 나의 긴장을 이해할 수 있는 수련으로 거듭난다면 더할 나위 없이 좋다. 일상의 습관적인 긴장 패턴을 발견하고 긴장이 생겨난 맥락을 이해해 본다. 불필요하게만 여겨져 빨리 제거하려 했던 긴장들이 오히려 더 깊은 원류를 향한 탐험을 돕는다. 몸 스스로가 긴장을 해소하는 과정을 배운다는 것은 성급히 내 기준으로 몸을 다루려는 충동을 멈추고 몸의 흐름을 기다리는 여유를 배우는 것이다. 그때 내 몸은 내가 무언가 해 줘야만 하는 무능한 개체가 아닌 지성을 가진 몸soma으로 존중되고 몸 자체도 선순환을 되찾는다.

알렉산더 테크닉에 대해

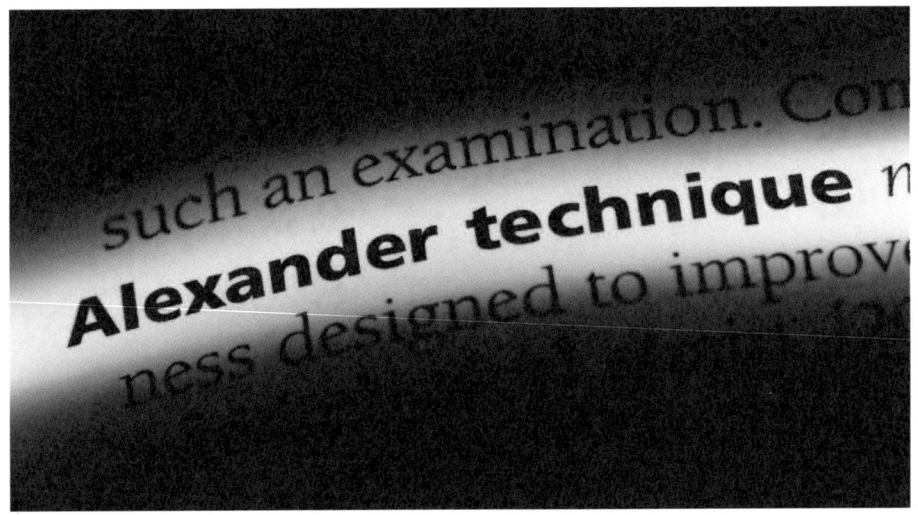

알렉산더 테크닉

　프레더릭 마티아스 알렉산더(1869~1955, 호주 태생)는 셰익스피어 작품을 무대에서 낭독하는 배우로 활동하다 발성 문제를 겪게 된다. 의사에게 치료를 받았음에도 재발되는 이 문제를 스스로 해결하기 위해 자신의 몸 사용을 관찰하기 시작했다. 발성문제가 잘못된 몸의 긴장 패턴에서 온다는 것을 발견한 그는 오랜 시간 연구를 거듭했고 알렉산더 테크닉이란 교육법을 탄생시켰다. 알렉산더 테크닉은 의식을 활용하여 자연스러운 몸의 사용을 회복하는 교육으로 알려져 있다.

　　"모든 사람은 올바르기를 원한다. 그러나 자신의 옳다는 생각이 정확한 것인지에 대해서는 그 누구도 생각하지 않는다. 자신이 올바르다는 잘못된 생각이 좋지 않은 결과를 불러오는 경우가 종종 있다."

-F. M. 알렉산더

감각인식오류

F. M. 알렉산더는 거울로 자신의 사용을 관찰하면서 자신이 '느끼는' 상태가 '옳다'라는 감각이 사실은 잘못된 인식이었음을 발견하였다. 알렉산더 테크닉에서는 이를 '감각인식오류faulty sensory perception'라고 언급한다.

몸의 사용정보를 올바로 인식하지 못하고 오류적인 상태를 정상으로 해석하는 것이 감각인식오류다. 예를 들자면, 사진관에서 나는 머리를 바로 세웠다고 여겼지만 사진사가 머리가 기울어졌다며 바로잡아 주었던 경험을 떠올리면 쉽다.

소마틱스에서 말하는 감각운동기억상실증sensory-motor amnesia과 비슷한 개념이다. 감각운동기억상실증은 감각운동의 피드백을 통해 효율적으로 사용했던 몸의 기억을 상실하고 스트레스에 적응해 버린 상태이다. 초기에 몸은 많은 신호를 전달해 이를 개선하려 한다. 그러나 문제가 개선되지 않고 지속적으로 반복될 때 몸은 적응을 선택하고 결과적으로 습관이 반영된 체형으로 변화된다. 거북목의 경우 균형점에서 한참을 벗어났음에도 가중된 머리무게를 못 느끼는 것도 그 예다. 습관에 적응해 버린 자세가 편하게 느껴지는 것이다. 이러한 이유로 스스로 오류를 발견하기란 매우 어렵지만 리스토러티브 요가를 통해 감각인식오류를 발견해볼 수 있다.

리스토러티브 요가가 주는 10가지의 혜택

10가지 혜택

1. 피로회복과 깊은 숙면에 도움 된다. 일상에서 가깝게 누릴 수 있는 질 높은 휴식을 준다.

2. 몸과 마음에 대한 '알아차림 감수성'을 높여 준다. 특히 일상생활과 요가 수련 시 무의식적으로 반복하는 긴장습관을 알아차리는 데 도움 된다.

3. 거북목, 굽은 어깨, 골반 틀어짐 등 틀어진 체형을 바르게 한다.

4. 몸의 공간 회복을 도와 혈액순환, 장기 에너지, 관절의 균형을 돕는다.

5. 다이어트(체지방과 부종 감소)에 도움을 준다.

6. 자율신경계 균형과 면역 체계 강화에 도움 된다.

7. 호흡과 발성에 긍정적인 변화를 준다.

8. 뇌파와 마음을 안정시키는 명상요가로 편안한 자세에서 명상을 쉽게 접할 수 있다.

9. 그라운딩과 피부 접촉을 통해 정서적 안정감을 준다.

10. 심신재활단계에서 추천되는 요가로 단계적인 회복을 돕는다.

다이어트

2013년 샌디에이고 캘리포니아 대학의 한 연구는 회복 요가가 과체중인 여성의 체지방 감소에 도움이 된다고 보고하였다. 48주 동안 적극적으로 스트레칭을 진행한 그룹과 회복요가를 진행한 그룹을 비교했을 때 두 그룹 모두 체중이 감량되었지만 특히 회복요가 그룹에서 피하 지방이 2.5배 이상 더 많이 감소되었다고 한다. 회복요가가 스트레스 호르몬인 코르티솔 수치 감소에 효과적이었기 때문이다. 원래 코르티솔은 급성 스트레스에 반응하여 분비되는 호르몬으로 신체 에너지를 높여 감각을 민감하게 하고 상황 대처력을 높이지만 과도한 스트레스로 코르티솔 수치가 계속 올라갈 경우 복부 비만, 당뇨, 고혈압, 식욕이상을 일으킨다.

이는 근육 단련과 강한 요가만이 다이어트에 효과 있다는 고정관념을 바꿔주는 연구이다. 부드러운 이완 요가도 체지방, 부종, 식욕 감소에 효과적이다.

자율신경계의 균형

자율신경은 심장, 횡격막, 위장 등의 불수의근[1]이나 내분비선, 혈관에 작용하여 호흡, 순환, 대사, 체온, 소화, 생식 등 생명활동에 관여한다. 그래서 항상성[2]에 중요한 역할을 한다. 자율신경은 교감신경과 부교감신경으로 나뉘며 26페이지의 그림처럼 각 기관에 연결되어 있다.

자율신경계는 말 그대로 자율적으로 작동하는 신경 시스템으로 의식적인 통제를 벗어나 있다. 이는 내맡김을 주제로 흐르는 리스토러티브 요가가 자

---

1 불수의근: 의지와 상관없이 스스로 움직이는 근육을 뜻한다.
2 항상성(homeostasis): 생체 내부 환경을 일정하게 유지하려는 현상

율신경계 균형에 긍정적인 이유를 뒷받침해 준다. 직접적이지만 부분적으로 통제하려는 치료 및 교정에 비해 리스토러티브 요가는 간접적이지만 전체적으로 접근하기 때문이다.

만성 스트레스 시 교감신경은 항진되고 에너지 충전과 휴식을 위한 부교감신경의 활성을 방해한다. 근긴장과 피로가 계속되어 양질의 휴식을 취하기 어려워진다. 두 신경은 길항작용[3]을 하기 때문이다. 흔히 교감신경을 낮의 신경, 부교감신경을 밤의 신경이

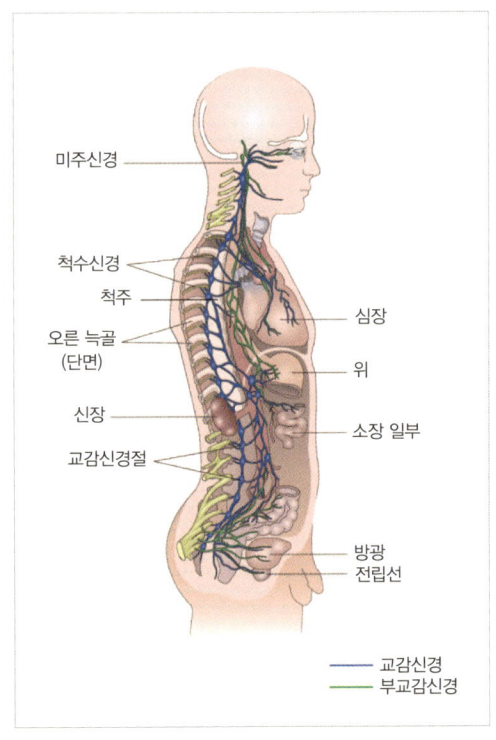

| 자율신경계와 장기 연결

라고도 부른다. 위의 그림을 보면 부교감신경이 초록색으로 표시되어 있다. 목과 머리의 균형과 천골의 회복은 부교감신경의 활성을 돕는다. 그래서 리스토러티브 요가에서 목과 천골의 휴식은 더욱 중요하다. 리스토러티브 요가는 자율신경계의 균형을 돕고 각 기관의 에너지 흐름을 최적화하여 신체 전반을 리모델링한다.

틀어진 자세의 균형 회복

가로무늬골격근은 백색의 속근 fast fiber과 적색의 지근 slow fiber으로 나뉜다.

----
3 길항작용: 상반된 기능을 가진 두 요인이 한쪽으로 지나치게 치우치지 않도록 상호 적절히 통제하는 작용.

속근은 비교적 겉층에, 지근은 심층에 위치한다. 속근은 빠르게 수축하며 강한 힘을 내는 큰 근육이다. 강한 운동에서 단련되지만 단점은 빠르게 피로를 느낀다는 것이다. 반면, 지근은 느리지만 지속적인 사용이 가능하다. 지근은 자세유지근으로 체형 교정에 중요한 열쇠가 되며 정서적으로는 안정감을 준다.

속근 사용 이전에 지근이 먼저 활성화될 때 움직임의 효율성과 몸의 내구성이 좋아진다. 생생해진 지근은 속근과 조화를 이뤄 속근의 건강한 활용을 돕는다. 지근은 헤모글로빈을 다량 포함하기 때문에 적색을 띤다. 리스토러티브 요가에서 이뤄지는 편안하고 전체적인 호흡은 산소를 풍성하게 공급한다는 점에서 지근을 활성화시킨다. 근육이 뻐근할 정도로 강한 운동을 해야만 체형을 바꿀 수 있다는 생각은 이제 내려놓아도 좋다.

홀리스틱

다양한 동기부여를 위해 자세별 효과를 책에 기재하였으나 이에 얽매일 필요는 없다. 하나의 회복 자세가 특정 부위와 부분적 효과에만 국한되지 않는다. 인간은 부분이 아닌 통합된 전체로 기능한다는 점, 몸은 근막이라는 긴밀한 네트워크로 이뤄져 있다는 점, 뇌파가 명상상태인 알파파(α)로 전환될 때 몸은 전체적으로 최적화된다는 점을 이유로 들 수 있다. 리스토러브 요가 한 자세만으로도 전체적인 효과holistic effect를 가져올 수 있다. 자세별 효과에 얽매이기보다는 회복의 원리와 몸·호흡에 대한 인지를 체화하는 것이 무엇보다 중요하다.

포근한 명상,
달콤한 시간

쉬운 명상

　명상 하면 좌선과 참는 고행을 떠올리지만 리스토러티브 요가의 명상은 다르다. 편안한 자세로 진행하는 리스토러티브 요가는 누구라도 명상을 쉽게 접하게 한다. 리스토러티브 요가는 명상을 일상으로 스며들게 하는 '가교' 역할을 한다. 일상에 녹아들지 못하는 명상은 단순한 이벤트일 뿐이다. 요가소도구를 활용한 휴식이 리스토러티브 요가의 특장점이지만 반드시 도구가 있어야만 하는 것은 아니다. 처음에는 여러 개의 다양한 소도구를 활용하여 몸을 감각하는데 도움받는 것이 좋다. 하지만 차츰 도구 없이도 전체적인 이완을 가져갈 수 있어야 사바아사나의 단순함과 깊이를 이해할 수 있다. 바닥에 등을 대고 잠시 누웠을 때, 의자에 엉덩이를 대고 앉았을 때, 발을 바닥에 두고 서 있을 때도 리스토러티브 요가를 할 수 있다. 눈을 감고 숨의 흐름을 누리는 순간, 코앞만 보고 걷던 길 위에서 시선을 멀리 넓게 두는 순간, 거리를 채우는 다양한 소리를 감각하는 순간, 몸의 감각 언어에 귀 기울이는 순간 모두가 리스토러티브 요가의 의식 흐름과 같다. 이 순간들은 명상의 문을 여는 버튼이 된다.

명상을 풍요로운 공간을 여는 작은 문이라고 상상해 본다. 열림 버튼을 누르는 순간 마법처럼 명상 너머의 공간이 열리고 그곳에는 내게 필요한 에너지들로 가득 차 있다. 나는 잠시 그곳에서 머물며 그 선물들을 받아 오는 것이다. 규칙적인 명상을 위해서 원하는 시간에 알람을 설정해 두어도 좋다.

단순하게 있음을 위한 요가

스마트폰이 없으면 심리적으로 불안해 잠깐의 빈 시간도 가만히 머물지 못하고 초 단위까지 나눠 시간을 빼곡하게 보내는 사람들이 가장 어려워하는 요가수업이 리스토러티브 요가다. 다른 곳에 집중하느라 마주하지 않아도 되었던 수많은 것들이 떠오르기 때문이다. 그동안 외면해 왔던 몸의 긴장을 고스란히 경험하는 것이 처음에는 견딜 수 없는 피로감일 것이다. 몸에 내맡기기, 몸 의식하기 모두 막연하다. 내 몸인데도 좀처럼 감지되지 않는 몸이 밋밋하고 지루하게 느껴지기 십상이다. 하지만 뒤집어 보면 우리는 이제까지 원래 있던 긴장들을 회피하기 위해 불필요한 것을 반복하며 어딘가에 집중하려 애써 왔을 뿐이다.

리스토러티브 요가는 몸과 마음에 정체된 긴장을 있는 그대로 마주하는 시간, 드러날 것은 드러나도록 저항 없이 허용해 주는 시간, 일상에서 꼭 필요했던 여백의 시간을 만나보는 시간이다. 편협하게 꽉 닫힌 집중 concentration이 아닌 열린 집중을 경험하게 한다. 이러한 느슨한 시간은 삶에 필요한 직관력을 높여 준다.

가장 단순한 명상이 가장 훌륭하다

명상이 인간의 뇌 구조를 변화시켜 몸과 감정에 영향을 준다는 과학적 연구결과들도 나오고 있다. 많은 이들이 명상을 통해 스트레스 감소는 물론 몸과 마음의 상처를 돌본다. 명상은 세로토닌(행복호르몬), 도파민(밝은 열정을 주는 호르몬), 옥시토신(안정과 편안함을 주는 호르몬)을 분비하고 면역 체계를 강화하는 것으로 알려져 있다. 호르몬을 통해 경험되는 감정은 인체 구조에도 영향을 미친다.

세계적으로 성공한 많은 CEO들 역시 규칙적으로 명상을 하며 구글, 인텔과 같은 기업에도 명상 문화가 도입되고 있다. 위빠사나 명상이나 존 카밧진 교수가 개발한 마음챙김 명상MBSR도 많이 알려져 있는 명상법이다.

최근 서양에 명상 열풍이 불고 있으며 앞으로도 현대인들에게 명상의 중요성은 점점 부각될 것이다. 다만, 주의할 것은 현실에 기반을 두지 않고 환상적인 느낌과 해석을 쫓는 명상에는 부작용이 따른다는 점이다. 때문에 리스토러티브 요가처럼 몸의 실제적인 감각을 바탕으로 한 담백한 명상이 좋은 명상의 첫 출발이 된다.

생각이라는 대상

우리는 생각이 투영하는 현실을 쉽게 믿고 확고하게 여기곤 한다. 이때 감각들도 생각의 현실에 짜 맞춰지기 때문에 감각들은 있는 그대로 경험되지 않는다. 감각에 동반된 해석에 따라 같은 감각도 다르게 경험되고 강도도 왜곡된다. 생각 자체는 바람처럼 저절로 일어나고 사라진다. 아인슈타인도 "생각은 물결처럼 퍼져 나가는 에너지 덩어리다"라고 하였다. 문제는 생각 자체가 아니라 생각에 고착될 때 생긴다. 생각에 담긴 해석을 아무도 의심하지 않고 점검하지 않는 것이다. 이때 '견고한 판단judgement'이 만들어진다.

처음 리스토러티브 요가를 접하면 "가만히 있으려니 잡생각이 많이 떠올라 힘들었어요."라는 피드백을 종종 한다. 자연스러운 경험이다. 보통 하루에 오만 가지 이상의 생각이 일어나는데 그중 90%는 대체로 반복되는 생각이라고 한다. 일어났다 사라지는 그 많은 생각들을 컨트롤할 수 있을까?

흔히 명상이란 생각이 하나도 일어나지 않는 고요한 상태로 여겨 생각이 많이 떠오르면 뭔가 잘못했다고 판단한다. 이러한 명상에 대한 잘못된 이해는 명상을 더 어렵게 만든다. 명상의 목적은 생각을 완벽하게 제거하는 것에 있지 않기 때문이다. 우리는 생각의 속성조차 모르면서 생각을 성급하게 다루려 한다. 보통 생각을 없애려 애쓸수록 오히려 생각에 더 집중된다. 반면, '아, 이런 생각이 떠오르는구나. 이것이 생각이네' 하고 생각 자체를 단순히 확인할 때 생각과의 작은 분리가 일어난다. 이 작은 분리감이 중요하다. 이때 생각을 다루려는 애씀과 충동도 함께 확인된다. 생각이 일어날 때 이를 알아차리는 단순함을 배우는 것이 명상이다.

> "마음에 생각이 찾아와도 명상할 수 있음을 깨달을 때, 상황을 뒤집을 수 있는 인식의 전환이 일어난다. 명상 상태를 경험하기 위해서 마음이 완전히 멈춰야 하는 것은 아니다. 내면으로 깊이 들어가 있을 때도 생각은 각성의 스크린에 계속 지나간다. 생각을 어떻게 다뤄서 어떻게 녹여내는지를 아는 것이 명상의 기술이라고 할 수 있다."
>
> — 『명상』, 오쇼

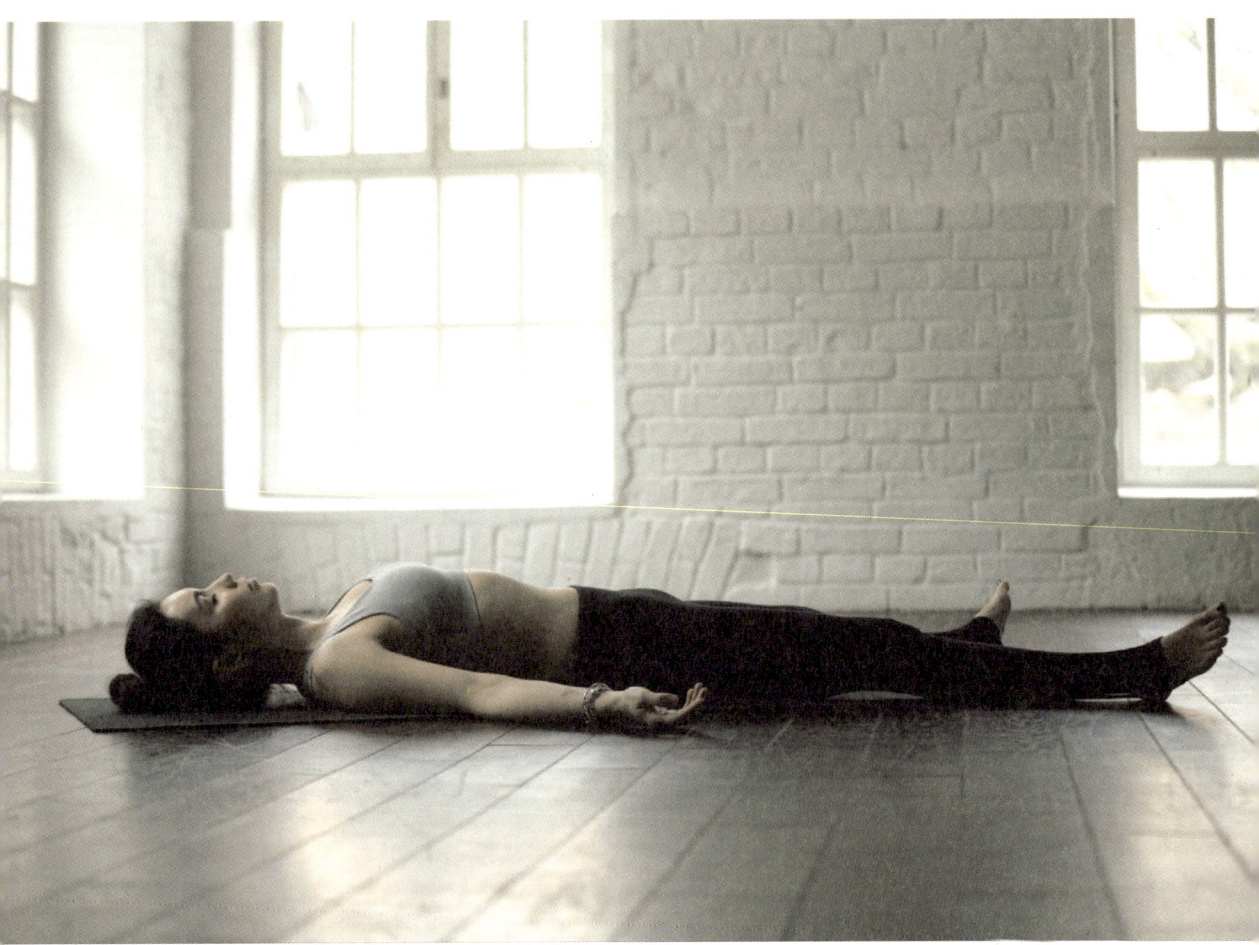

| 사바아사나 savasana 눕기 자세

사바아사나
: 요가의 오래된 지혜

현대 요가는 다이어트와 체형교정 효과를 주는 대중적인 운동으로 자리매김하고 있다. 그런데 대중운동 중에서도 요가는 특이하게 맨 마지막에 가만히 눕는 휴식 자세를 반드시 갖는다. 사바아사나라는 이 눕기 자세를 중요하게 여긴다는 점에서 요가가 단순한 운동이 아니며 삶과 인간을 탐구하는 철학을 바탕으로 일구어진 수련체계임을 엿볼 수 있다. 그럼에도 불구하고 어떤 이들은 잠자는 시간쯤으로 여기고 가만히 있기 근질거린다는 이유로 이 자세를 생략하고 수련실을 나가버리는 경우가 종종 있다. 하지만 이 단순해 보이는 사바아사나는 실상 '의식을 다루는 자세'로, 아사나(몸으로 하는 요가 동작) 중에서도 마스터하기 어려운 자세로 손꼽힌다.

'사바'는 시체라는 뜻으로 사바아사나는 육체가 죽음이란 깊은 잠을 맞이한 것처럼 내 것이라고 여겼던 모든 소유를 내려놓음을 상징한다. 염세적인 태도가 아니다. 매일의 육체수련 중 죽음에 대한 명상을 다룸으로써 유한한 삶을 더 생생히 마주하게 한다.

요가를 폭넓게 이해하는 수련자들은 내맡김의 또 다른 이름인 사바아사나에 주목한다. 능동적인 여타의 아사나와는 달리 사바아사나는 수동적 상태에서 내맡김의 신뢰를 배우게 된다. 육체를 다루는 모든 아사나가 궁극에는 사바아사나의 의식 상태를 경험하기 위해 이뤄지고 거꾸로 사바아사나의 의식은 모든 아사나를 바탕으로 흐르며 선순환이 이뤄진다.

리스토러티브 요가는 이러한 사바아사나를 꽃피우는 수업이며 몸의 긴장을 억지로 제거하기보다 몸의 흐름에 순응하며 긴장을 녹여 낸다. 1시간의 일반 요가수업에서 5~10분씩 이뤄지던 사바아사나를 60분으로 확장시킨 리스토러티브 요가는 간단한 사바아사나(눕기)를 여러 도구를 활용해 다양하게 변주한다.

> "사바(Sava)나 므르타(Mrta)는 시체이다. 이 아사나의 목적은 주검처럼 되는 것이다. 일단 생명이 떠나면, 육신은 고요하고 움직임이 없어진다. 완전한 의식 속에서, 얼마 동안 움직이지 않고 마음을 고요하게 함으로써 우리는 휴식을 취하는 법을 배우게 된다. 외형적으로 쉽게 보이는 이 자세는 체득하기에 가장 어려운 동작이다. 처음에는 잠에 빠지기 쉬우나 점차 신경이 고요해지면, 완전한 휴식과 상쾌함을 맛본다."
>
> - 『요가 디피카』, B. K. S. 아헹가

> "사바아사나는 우리의 신경시스템에 뛰어난 균형을 준다. 많은 아사나 수련이 신체를 향상하도록 자극하고 건강한 스트레스를 주기 위해 고안된 반면 사바아사나는 이완을 위한 조절자 역할을 한다. 이는 교감신경계로부터 부교감신경계로 흐름을 바꾸며 차분함과 달콤한 이완(release)을 경험시켜 준다. 시간이 흐를수록 사바아사나는 불안, 과민상태에서 소화, 면역계, 회복과 향상을 위한 다른 시스템으로 이동하는 방법을 알려 준다. 또 다른 차원에서 사바아사나는 죽음에 대한 명백함과 함께 평화를 열어 주는 기회를 창조한다."
>
> -애니 카펜터(Annie Carpenter, 스마트플로우 요가 창시자)

"나는 현대 요가에서 가장 중요한 자세가 타다아사나(Tadasana), 싣다아사나(Siddhasana), 사바아사나(Savasana)라고 생각한다. 사바아사나는 앎과 모름의 세계에 있어 궁극적인 해방이다."
　-로드니 이(Rodney Yee, 요가지도자, 도시 건강과 웰니스 이니셔티브 공동의장)

"나의 기초반 학생들은 큰 기쁨을 누리는 자세 중 하나로서 이 자세를 경험하며 다른 자세들보다 이 자세가 가진 산스크리트의 의미를 빨리 배우는 것 같다. 시체자세는 요가 아사나 체계에서 주요한 4가지 움직임 중에 하나이며 다른 모든 회복 자세들의 근간을 이룬다."
　-도나 파히(Donna Farhi), 책 『Yoga mind, body&spirit』 중에서)

PART 02

리스토러티브 요가는 터치 테라피이다

Episode

———

    살면서 마주하는 수많은 욕구들은 결국 나 자신을 다양하고도 깊이 있게 경험하기 위해 생겨나는 것이다. 그리고 그런 내가 누군가에게 있는 그대로 받아들여지길 꿈꾸고 갈망한다.

    우리는 감각을 통해 자기 자신을 경험하는데 오감 중 피부감각은 개인의 안정감, 존재감과 직결되며 이 경험은 개인에게 매우 중요한 자원이 된다. 리스토러티브 요가는 소도구들을 통해 터치감각을, 도구의 무게감을 통해 적절한 압력을 피부로 생생히 감각하게 한다. 이 모든 것은 내가 지금 여기 있음을 누리는 경험으로 한데 이어진다.

피부라는 특별한 기관

    오감 중에서 시각, 청각, 후각, 미각은 얼굴 부위에 제한되어 있지만 촉각만큼은 온몸에 분포되어 있다. 촉각의 감각수용기는 피부이기 때문이다. 피부는 모든 기관 중 면적이 가장 큰 기관으로 펼쳐보면 개인차가 있지만 약 18m^2 정도의 넓이가 된다. 수많은 감각기가 밀집된 인간의 피부는 전신을 감싸고 있으며 가장 바깥층에서 외부 환경과의 경계면을 이룬다. 피부는 외부 환경에서 오는 물리적인 요인에 많은 영향을 받기 때문에 열, 빛, 감염, 외상으로부터 몸을 보호한다. 피부는 신경망을 통해 촉각, 압각, 통각, 냉온각 등을 감지하고 이를 뇌에 전달하는 민감한 신호체계를 갖고 있다. 그래서 피부의 센서는 늘 작동 중이라고 볼 수 있다.

백 마디 말보다 소중한
단 한 번의 포옹

　SBS 스페셜 '백 마디 말보다 소중한 단 한 번의 포옹'에 나온 유명한 일화이다. 1995년 10월, 미국 매사추세츠 주 한 병원에서 7개월 만에 태어난 쌍둥이의 체중은 1kg에 불과하였다. 의료진의 노력으로 언니의 상태는 한층 안정되었으나 동생의 상태는 좋아지지 않았다. 이에 간호사 게일 캐스패리언은 한 치료사례를 떠올리고는 다른 인큐베이터에 있던 언니를 동생 인큐베이터로 옮겨 함께 있게 하였다. 같은 인큐베이터에 놓이게 되자 언니는 매우 익숙하게 동생의 몸 위에 팔을 둘러 서로의 체온을 나누었고 이후 동생의 호흡은 점차 정상으로 회복되기 시작했다. 이를 계기로 병원에서는 쌍둥이 조산아들을 한 인큐베이터에서 돌보기 시작하였다고 한다.

　조산아를 천 주머니 안에 넣고 돌보는 캥거루 프로그램도 터치의 중요성을 보여 준다. 임신 기간이 30~40일밖에 안 되는 캥거루가 미숙으로 낳은 새끼를 육아낭에 넣고 키우는 것에서 착안한 프로그램이다. 이 프로그램을 통해 엄마의 규칙적인 심장소리와 온기를 더 자주 경험한 아기들은 면역력과 생존력이 높아졌다고 한다. 터치의 양과 면역력은 비례하며 터치는 천연진통제와 같은 역할을 한다는 것을 입증한 사례들은 많다.

터치 전문가들은 터치가 마음의 병을 어루만져 주고 말보다 10배나 강력한 위로를 전해 준다고 말한다. 터치는 인간이 인간에게 줄 수 있는 아름다운 선물이며 터치에 대한 이해는 곧 인간에 대한 이해이기도 하다.

접촉 위안: 원숭이 애착실험

미국 심리학자 해리 할로우Harry Harlow는 1958년 갓 태어난 아기 원숭이가 터치에 어떻게 반응하는지 실험을 하였다. 차갑고 딱딱한 철사로 만들어졌지만 우유병이 달려 있는 '철사엄마'와 우유는 없지만 부드러운 감촉의 헝겊으로 만들어진 '헝겊 엄마' 두 개를 나란히 두었다. 그리고 인간 유전자와 95% 일치하는 붉은털원숭이를 연구 대상으로 삼았다. 식욕을 해결해 주는 철사엄마에게 더 애착을 보일 것이라는 예상과는 달리 아기 원숭이는 배고플 때를 제외하고는 대부분의 시간을 헝겊 엄마 품에 매달려 지냈다. 포식자의 위협적인 울음소리를 들려주면 불안이 진정될 때까지 헝겊 엄마의 품에 안기는 행동을 보였다. 이 실험은 동물뿐 아니라 인간에게도 적용되며 피부를 통해 경험되는 접촉위안contact comfort이 애착 발달에 얼마나 중요한지를 보여준 유명한 실험으로 언급된다.

인간에게 터치가 중요한 이유

자연 속에서 사냥, 채집활동을 통해 식량을 얻고 포식자들의 공격 위험을 감지하고, 농사를 지으며 기후 변화를 알기 위해 환경을 관찰하며 살았던 과거와 과학의 발달로 많은 정보를 한자리에서 처리 및 활용할 수 있는 지금의 우리를 비교해 보면 지식은 발달되었겠지만 몸의 감각 활용능력은 오히려 퇴보 중인지도 모른다.

가까운 미래에 일상화될 증강현실도 피할 수 없는 양날의 검이 될 수 있다. 증강 현실은 현실세계와 가상세계가 분리되었다는 것을 인지하지 못할 만큼 사용자를 가상세계에 몰입시킨다. 증강현실은 재미와 편의를 높여 주겠지만 몸의 피부감각, 고유 감각의 활용은 상대적으로 감소될 수 있다. 외로움, 고독이 앞으로의 시대에는 더욱 중요한 정서로 대두될 것이며 이는 피부접촉이란 원초적인 경험의 상실과 연관된다.

우린 치열하게 바쁜 일상 속에서 접촉이 개인에게 얼마나 중요한지를 잊고 살아간다. 때론 그 사실을 얼마나 오래 잊고 지내왔는지 기억조차 나지 않는다. 접촉이 인간의 삶에 중요하다는 것을 깨달았다 해도 이번엔 서먹함이 앞선다. 타인뿐 아니라 내가 나에게 접촉하는 것도 어디서부터 어떻게 시작해야 할지 막막하다. 최근 반려동물을 키우는 인구 증가에는 이러한 배경이 맞물려 있다.

터치 연구의 세계적인 권위자인 티파니 필드Tiffany Field, Ph. D는 접촉을 인간 생존의 필수 조건으로 보았다. 터치가 부족한 사회는 점점 불안정해지고 인간다움을 잃어버리고 타인의 고통에 무감각해지게 된다고 한다. 토마스 한나(Thomas Hanna, 1928~1990, 철학자, 소마틱스 창시자) 역시 다음과 같은 의견을 남겼다.

> "현대의 교육과 문화가 인간의 자아감각 기관의 발달을 제한하여… (중략) 갓난아기 때의 생생한 자각능력은 훼손, 위축되고 동시에 외적 정보를 받아들이는 감각만이 발달하였다. 우리는 외부 세계에 대해서는 잘 인식하고 있으면서 자신의 내부는 인식하지 못하는 인간이 되고 만 것이다. 자각능력의 부족은 사소하게 여길 문제가 아니다. 현대사회의 크나큰 재앙이라 할 수 있다."

자신의 내부를 인지하는 일이 일상에서 얼마나 많이 생략되고 있는지 새삼 되돌아보게 된다. 이는 리스토러티브 요가를 처음 접하는 사람들의 반응에서도 잘 드러난다. 개인이나 소규모레슨에서는 담요, 볼스터 여러 개를 함께 사용하여 터치와 무게감각의 밀도를 높여주지만 그룹을 위한 리스토러티브 요가에서는 소도구 사용이 보다 간소해질 수밖에 없다. 그러다보니 그룹 수업 후에는 "호흡을 어떻게 해요, 몸을 어떻게 의식해요?"라는 질문을 종종 받는다. 평소 수업을 진행하면서 회원님들이 생각에 시달리지 않고 몸과 호흡으로 관심을 전환할 수 있도록 바디 인지 멘트를 안내 드리는 편이지만 그럼에도 처음 수업을 접하는 사람들의 막연함을 단번에 해소할 수는 없다. 보통 몸과 호흡 인지에서 오는 막연함에서 빨리 벗어나기 위해 방법을 제시받고 그대로 접근되길 바란다. 정해진 동작을 열심히 따라 하는 일반 요가에서는 근육 자극이 명확하고 강렬하지만 가만히 머문 휴식 동작에서는 몸을 어디서부터 어떻게 느껴야 할지 낯설다. 밋밋한 자극 속에서 길을 잃곤 한다. 하지만 처음의 막막함과 헤매임에도 불구하고 꾸준히 접하다 보면 몸을 향한 길을 되찾게 될 것이다. 리스토러티브 요가는 우리의 오래된 기억을 터치하기 때문이다.

독일의 저명한 의사인 베르너 바르텐스Werner Bartens는 "촉각은 인간에게서 발달하는 첫 번째 감각이며, 태아를 둘러싼 양수와 자궁, 복벽이 주는 적절한 압력감이 안정감과 보호받는 느낌을 준다. 신생아는 이미 풍부한 촉각 경험을 갖고 태어난다."고 하였다. 태아는 엄마의 배 속에서부터 터치를 받으며 자라는 것이다. 출생 후에는 엄마의 푹신한 가슴에 기대어 심장의 규칙적인 박동을 몸으로 느낀다. 이 모두는 뚜렷한 기억으로는 남아 있진 않으나 무의식 깊은 곳에 각인된 특별한 경험이다. 리스토러티브 요가에서 요가베개를 가슴에 포개어 안는 행동 또한 무의식에 접촉되어 포옹에 대한 기억을 되살린다.

PART 03

소마지성을 일깨우는 리스토러티브 요가

Episode

소마지성이란?

　소마soma는 고대 그리스어로 '몸'을 뜻하며 물리적인 몸만이 아닌 보다 감정과 정신이 반영된 전인적인 몸living, whole, holistic body을 일컫는다. 몸의 세계에는 아직도 과학으로 밝혀지지 않은 수많은 신비들이 담겨져 있다. 많은 과학자들은 몸이 가진 지성을 꾸준히 연구 중이다. 『성공을 부르는 일곱 가지 영적 법칙』이라는 책에서 디팩 초프라는 "인체의 세포 하나는 초당 약 6조 가지의 일을 하고 있으며, 동시에 다른 모든 세포가 무슨 일을 하고 있는지 알고 있다. 인체는 동시에 음악을 연주하고, 세균을 죽이고, 아기를 만들고, 시를 암송하고, 별들의 움직임을 관찰할 수 있다."라며 몸이 가진 놀라운 지성을 언급하였다.

소마지성을 일깨우는
4가지 방법

1. 연결

포도나무와 가지 _

"나는 포도나무요 너희는 가지로다. 가지가 나무에 붙어 있지 않으면 작은 열매도 맺을 수 없듯이 너희도 내 안에 머무르지 않으면 그러하리라."라는 성서의 말씀처럼 가지는 전체인 나무와 연결될 때 비로소 제 역할을 하게 된다. 몸의 사용 또한 그러하다.

나비효과처럼 사소한 말단부의 긴장은 그 부위에 한정되지 않고 몸 전반에 그리고 호흡에 영향을 준다. 사바아사나 때 회원님에게 아로마 마사지를 해 드리다 보면 손목, 손가락, 발가락처럼 몸의 말단 부분이 긴장된 채로 휴식하는 것을 종종 발견한다. 이때 가벼운 터치로 부분의 긴장을 알아차리도록 도와드리면 몸 전체의 연결Connection이 한결 좋아지곤 한다. 부분과 전체의 연결된 몸 언어를 이해한다면, 사소한 부위에도 관심을 기울이게 된다. 생동감 있는 몸Living body의 이완은 연결성이 살아 있다. 전체와 연결 없이 무겁게 축 처져 있는 상태는 이완이 아니다. 진정한 이완은 잎사귀 하나하나가 나무의 중심 그리고 뿌리에 생생히 연결된 상태와 닮아 있다.

"자연은 부분적으로 활동하지 않는다. 전체를 하나로 인식하면서 치유하기 때문이다."

- F.M. 알렉산더

전체 관절의 연결성_

관절은 뼈와 뼈가 만나는 연결지점이다. 보통 몸이 움직인다는 것은 곧 관절의 움직임(가동, 윤활관절)을 뜻한다. 깁스로 관절이 고정되면 움직임이 바로 제한되는 것을 떠올리면 쉽게 이해된다. 관절은 움직임을 가능하게 하는 중요한 부위이며 뼈로 전달되는 충격을 완충하고 뼈에서 뼈로 자극을 전달한다. 관절은 개별적으로 기능하지 않고 전체 관절과 긴밀한 연결성을 갖는다. 과유연하여 과도하게 신전된 관절은 실제로는 불안정하기 쉽고 전체 관절과의 조화를 깨뜨린다. 『코어인지』의 저자 리즈 코치는 "관절은 한 줄에 연결된 진주알과 같아서 하나의 진주알의 움직임은 다른 진주알 전체에 영향을 준다. 코어 통합을 바란다면 몸에 있는 모든 종류의 관절들 사이의 관계를 고려해야 한다."라고 말했다.

골반과 턱관절 역시 그러하다. 멀리 떨어져 있지만 이 둘은 긴밀하게 연결되어 있다. 골반 안쪽의 서혜부 긴장이 만성화되거나 좌우 천장관절의 비틀림 편차가 커지면 턱관절의 균형이 깨진다. 위스퍼 아 호흡(86페이지 참고)을 해보면 골반과 턱관절이 어떻게 영향을 주고받는지 알 수 있다. 더 멀리 보면 발목 역시도 골반, 턱관절 균형에 영향을 준다.

관절 주변에 풍부하게 분포된 고유수용감각들이 활성화될 때 올바른 관절의 사용이 비로소 이해된다. 고유수용감각은 공간 속에서 관절이 개별적으로, 또는 전체 안에서 어떻게 사용되는지를 우리에게 알려준다. 요가아사나 역시 관절의 사용으로 이뤄지는 움직임이다. 우리는 아사나를 행할 때 관절의 사용을 얼마나 이해하고 올바르게 적용하고 있는지 되돌아볼 필요가 있다. 리스토러티브 요가 수련은 관절의 감각을 회복시켜 주기 때문에 리스토러티브 요가수련 후 활동적인 요가 자세들을 행해 보면 요가자세에서 이뤄지는 관절 사용을 감각하는 데 큰 도움이 된다.

몸이라는 액체 매트릭스_

얼음과는 달리 액체 상태의 물은 진동에 보다 민감하게 반응하며 연결성을 띤 파동을 갖는다. 인체의 70~80%는 수분으로 구성되어 있다. 예를 들자면, 관절 사이는 액체(윤활액)로 채워져 있다. 액체를 중심으로 관절이 떠 있는 상태이며 이는 몸의 중요한 공간을 이룬다. 몸을 이루는 근막과 근육도 수분을 포함한 결합조직이다. 리즈 코치가 인간의 몸을 '액체 에너지장 field of fluid energy이자 액체 매트릭스'로 표현한 것처럼 몸은 딱딱하고 고정 불변한 덩어리가 아닌 변화하는 대상이다. 이 시선만으로도 몸에 대한 경험의 질이 달라진다.

실제로 '내 몸을 고정된 것으로 보는 생각'과 그 생각에서 파생되는 '경험'만이 변화하지 않을 뿐이다. 몸 세포는 일정한 주기로 새롭게 교체된다. 위장세포는 짧게는 2시간 30분에서 길게는 2~3일 주기로, 성인 피부는 약 1개월 주기로 재생되고 뼈는 1년마다 10%씩 교체되어 10년이 지나면 전반적으로 새로운 뼈로 구성된다고 한다. 3개월 전, 1년 전의 몸과 지금의 몸은 완벽하게 동일하지 않다는 것이다. 어쩌면 우리는 실제 몸이 아닌 '몸에 대한 고정된 생각'을 평생 반복하면서 사는 것인지도 모른다.

2. 감지

몸과 마음의 탐험을 위한 첫 걸음은 '감지하기Sensing'이다. 감지는 관찰을 통해 일어난다. 발견의 영역이다. 몸은 아직 다 경험치 못한 여행지와 같다. 새로움이 무궁무진하다. 리스토러티브 요가에서의 감지는 새 탐험을 위한 나침판과 같다. 감지가 기반이 된다면 같은 동작도 매 순간 다르게 경험될 수 있다.

손발을 오래 맞춰 온 파트너끼리는 눈빛만으로도 이심전심이 되고 초밥의 달인이 밥알 무게의 오차까지 집어 내는 것처럼 감지력도 시간과 경험이 쌓일수록 깊어진다. 몸 인지가 깊어질수록 움직임이 섬세해지고 신경의 신호전달 속도도 증가되고 명료해진다. 감지력이 깊어지는 과정은 길 없는 곳에 길이 생기고 흙먼지 이는 비포장도로가 고속철도망으로 변화·발전하는 것과 같다.

3. 팬디큘레이션: 뇌를 사용하는 근육 사용법

소마틱스의 팬디큘레이션pandiculation은 뇌를 사용하는 근육 사용법이다. 리스토러티브 요가에서도 이를 적용해 볼 수 있다. 사전적으로 '팬디큘레이션'은 '기지개'란 뜻으로 잠자고 일어나거나 피곤할 때 몸을 사방으로 길게 펴는 것을 의미한다.

기지개 펼 때의 근육 늘리기와 근육을 끝 지점까지 팽팽히 늘리는 과도한 스트레칭. 두 경우의 근육 상태는 매우 다르다. 원래 관절 주변에는 인대가 부착되어 관절의 안정성을 높인다. 그런데 근육을 과도하게 늘려 관절 가동 범위를 넘어선 상태에서 관절에 압박을 가하면 주변 인대가 점차 헐거워지고 관절은 점점 '과유연hyperflexibility'해질 수 있다. 이때 안정조직인 인대는 고유한 톤을 잃고 관절 주변의 고유감각 센서들도 제 역할을 못 하게 된다. 점차 관절의 불안정한 사용 시 일어나는 알림신호를 제대로 감지하지 못하게 된다. 잘못된 관절 사용이 반복되어도 이를 조절하지 못하고 관절 염증 및 통증이 지속될 수 있다. 그래서 요가 수련 시 근육을 지나치게 팽팽히 늘리고 짓누르는 수련방식은 주의해야 한다.

반면, 팬디큘레이션적인 움직임은 관절 주변의 감각을 높여주고 근육과 인대의 톤을 회복시켜 준다. 동물들은 팬디큘레이션을 통해 몸의 피로를 풀고 원기를 회복한다. 불필요한 것을 멈추는 자제심inhibition의 지혜가 팬디큘레이션에 있다. 뇌와 근육의 연결성을 높이는 팬디큘레이션은 리스토러티브 요가의 준비 자세에서 활용해 볼 수 있다. 근육과 관절 주변에 기분 좋은 자극을 가져가 보자.

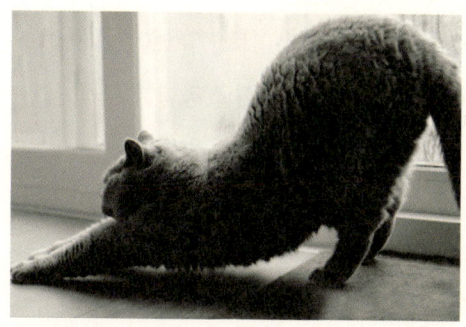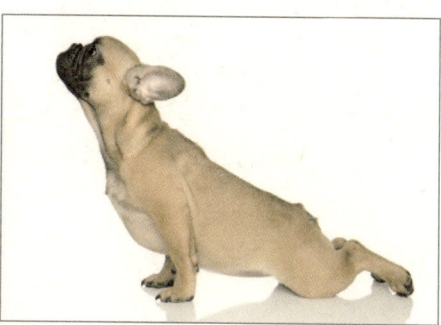

| 팬디큘레이션하는 고양이와 개

4. 상호침투

　사전적으로 보면 상호相互라는 단어는 '서로 상, 서로 호'의 뜻을 가진다. 즉, 상대가 되는 A와 B 모두를 말하며 침투는 액체가 고체에 스며드는 것을 뜻한다. '상호침투interpenetration'라는 용어는 소마틱스에서 사용되는데 몸을 액체 매트릭스적으로 경험토록 돕는다. 이는 리스토러티브 요가에서도 중요한 개념이 된다.

　예를 들어, 볼스터를 감싸 안을 때 처음에는 몸과 도구 사이에 분리감이 든다. 하지만 숨결을 따라 편하게 내맡겨 보면 몸이 차츰 녹아들면서 서로를 향해서 스며드는 느낌이 든다. 우리는 중력을 거슬러 투쟁하듯 진화해 온 것이 아니라 중력장과 조화를 이루며 진화를 거듭해 왔다. 중력이 원하는 대로 몸을 이끌도록 허용한다. 차츰 몸의 진정한 무게감이 느껴질 것이다. 몸이 볼스터와 바닥으로 액체처럼 스며들고 호흡이 어우러진다. 영화 '아바타'에서 나오는 나비족이 영혼의 나무와 교감하는 장면 또한 상호침투에 대한 좋은 영감을 준다.

> "체화된 인지(Embodied Cognition)는 심리철학 용어로, 인지를 할 때에 오직 뇌뿐만이 아니라 온몸이 사용되어, 몸을 통해 느끼고 경험한 감각이 인지의 일부분이 되는 것을 말한다."
>
> 　　　　　　　　　　　　　　　　　　　　　　　　- 두산백과

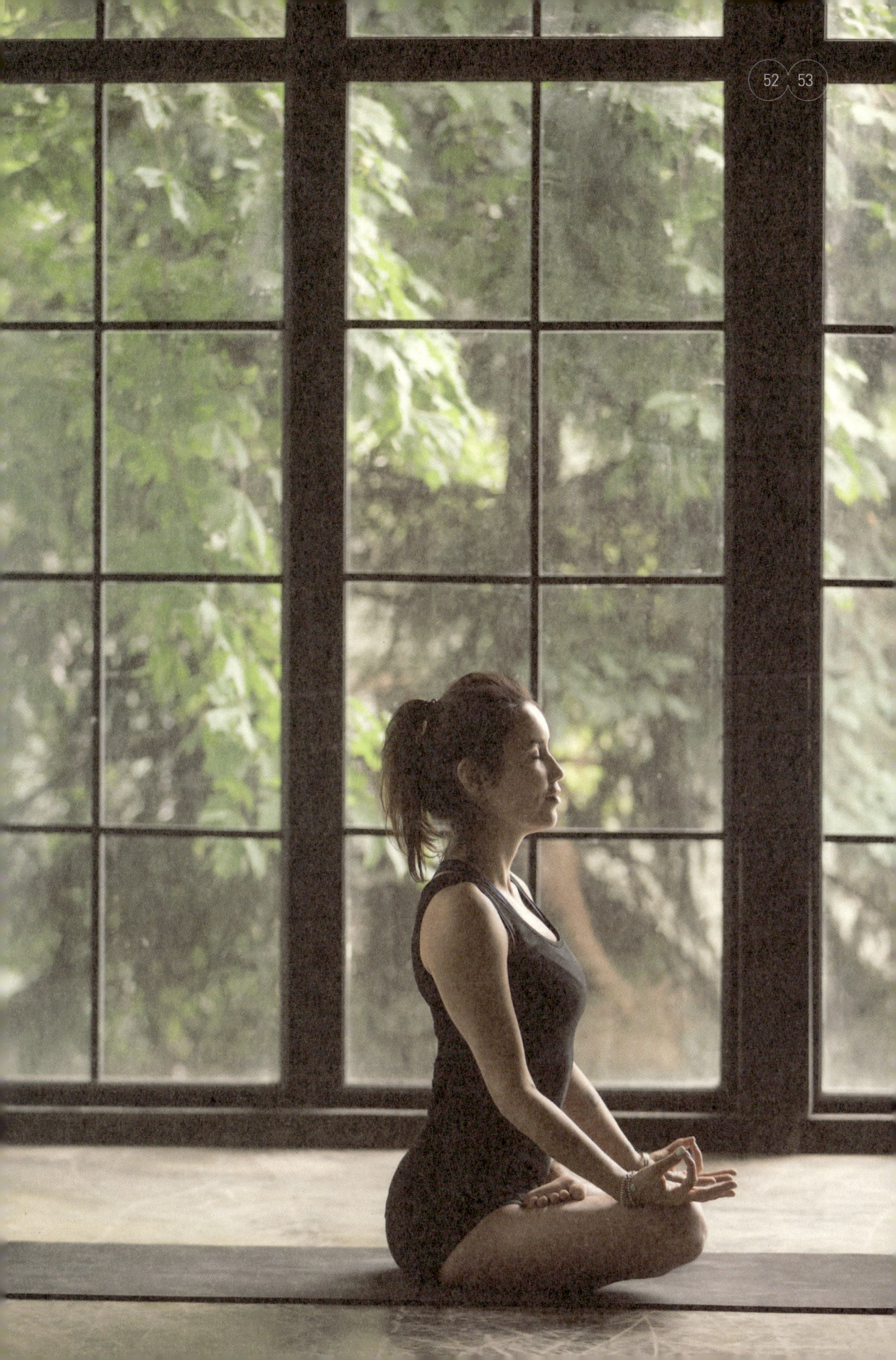

PART 04

세미 수파인 포즈
: 건설적인 휴식자세

Episode

세미 수파인 semi supine 자세란?

세미 수파인 포즈(안정위)는 'CRP constructive rest position'라고도 불린다. 세미 수파인 자세에서 척추와 골반은 중립상태가 되고 장요근이 가장 적절한 길이와 톤으로 회복된다. 중력에 맡겨진 장요근은 중력장 안에서 스스로의 긴장을 해소하는데 이 과정은 느리지만 매우 효과적이다. 속 깊은 곳에서 근육이 부르르 떨리기도 하고 쿡쿡 찌르는 자극을 보이기도 한다. 이 과정을 단순히 지켜보면 자극은 스스로 일어났다가도 스스로 변화한다.

대충 다리만 세우면 될 것 같지만 단순한 이 자세를 제대로 마스터하려면 충분한 시간과 바디인지가 필요하다. 호흡 따라 확장과 수축을 반복하는 척추와 골반 리듬, 몸 전체의 관절 연결성이 살아 있는 세미 수파인 자세를 마스터한다는 것은 그리 쉬운 일이 아니다. 하나의 관절 문제는 전체 관절과 근육에 긴밀한 영향을 미치는데 그중에서도 고관절은 매우 중요한 열쇠 관절이다. 고유한 톤을 되찾은 장요근은 고관절 공간을 회복시켜 전체 관절의 연결성을 높이고 하체와 골반의 제한된 에너지를 몸 전체로 풍성하게 연결시킨다. 처음에는 체어, 볼스터, 블록 같은 도구의 지지를 받는 것도 좋다.

세미 수파인 자세

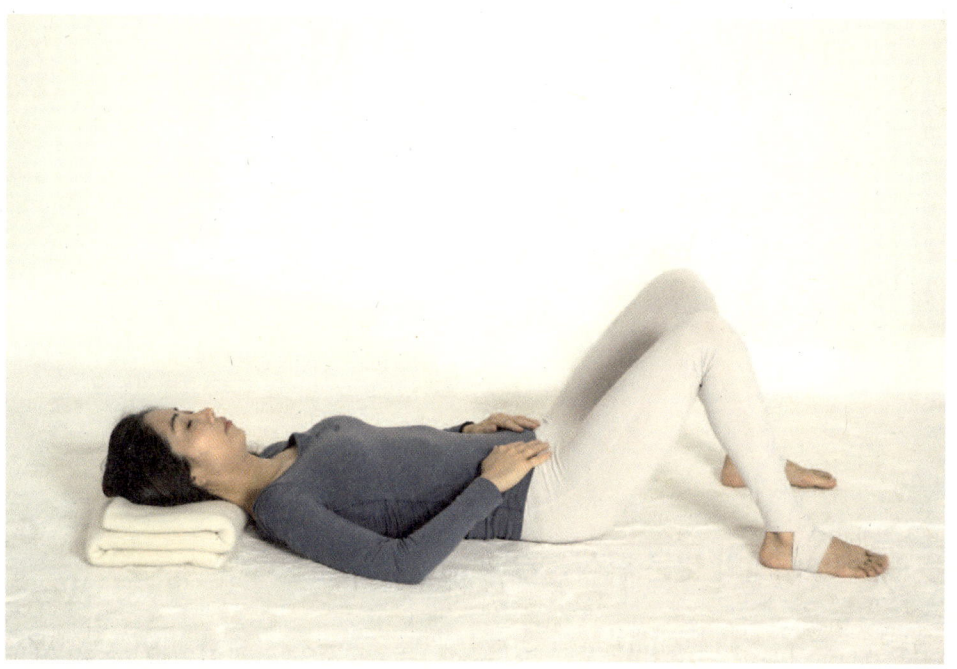

[How to]

1. 등을 대고 누운 후 이마와 턱이 비슷한 선에 오도록 머리 뒤에 담요나 책을 받쳐 준다.

2. 몸 전체를 바닥에 충분히 내려놓고 호흡이 편안해질 때까지 잠시 기다린다.

3. 내쉬는 숨과 함께 한 무릎씩 구부려 발바닥을 바닥에 둔다. 양 무릎을 세웠다면 골반을 살짝 들었다가 내려놓는다.

4. 손바닥을 골반 위에 얹어 놓고 팔꿈치는 바닥에 편하게 둔다. 발뒤꿈치, 발의 아치, 엄지발가락 등 발을 고르게 인지한다. 무릎은 천장을 향하게 한다. 만약 무릎이 안쪽으로 기운다면 두 발 사이를 가깝게 하고 무릎이 바깥쪽으로 기운다면 발 사이를 멀리 놓는다. 엉덩이와 발 사이 간격도 조정하여 전체적으로 발의 적절한 위치를 찾아 본다.

5. 자세를 유지하며 호흡을 편안하게 이어 간다. 등이 넓고 고르게 펼쳐지고 손 아래 골반도 부드럽게 열린다.

4가지의 혜택

혜택1: 허리의 깊은 휴식 _____

　모든 근육이 그렇지만 특히 요근은 감정, 정서와도 관련이 깊다. 인간과 다른 영장류의 요근에는 차이가 있다. 인간의 요근은 인간만의 독특한 직립자세를 가능하게 해 주는 중요한 근육이다. 요근은 척추와 다리를 연결하는 깊은 층의 근육이다. 요추와 고관절의 작은 돌기에 직접 부착되어 있어 요추만곡과 고관절의 긴장에 직접적인 영향을 미친다. 요근의 회복은 체형 문제와 허리, 고관절의 통증 완화를 돕고 걷기, 앉기, 서기와 같은 움직임의 질을 높인다. 또한 요근과 횡격막은 근막을 통해 매우 긴밀하게 연결되어 있는 만큼 영향을 주고받는다. 호흡을 통해 횡격막 긴장이 해소된다면 요근도 더불어 좋아진다.

　세미 수파인 자세는 요통에 좋은 휴식 자세이다. 2008년 『영국 의학 저널 British Medical Journal』에는 요통 관련 연구에서 세미 수파인 자세가 만성요통에 의미 있고 장기적인 효과를 준다는 발표가 있었다. 데이비드 무어(알렉산더 테크닉 교사, 아헹가 요가 지도자)는 이 자세를 매일 10~20분씩 규칙적으로 진행할 것을 권한다.

soma study : 장요근 알아보기

1. 대요근 (큰허리근)
   : 흉추 12, 요추 1-5 ~ 고관절의 작은 돌기에 부착

2. 장골근 (엉덩근)
   : 골반 내측 ~ 고관절의 작은 돌기에 부착.
   부채꼴 모양

3. 횡격막과 요근

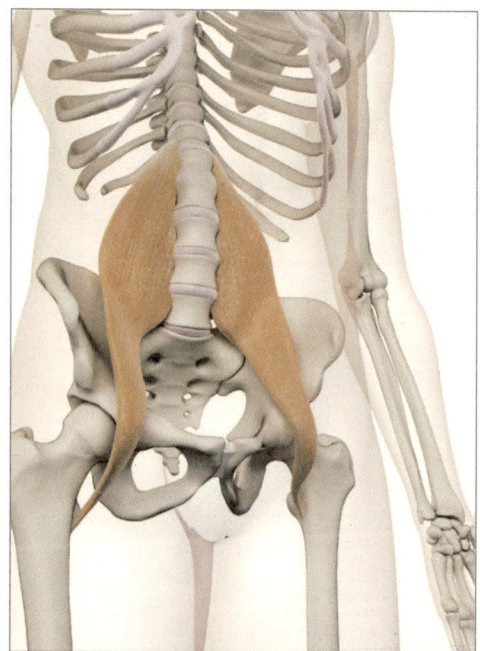

1

2 3

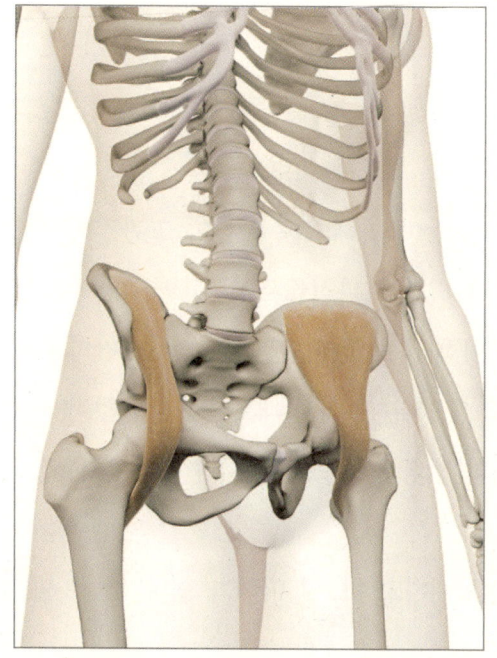

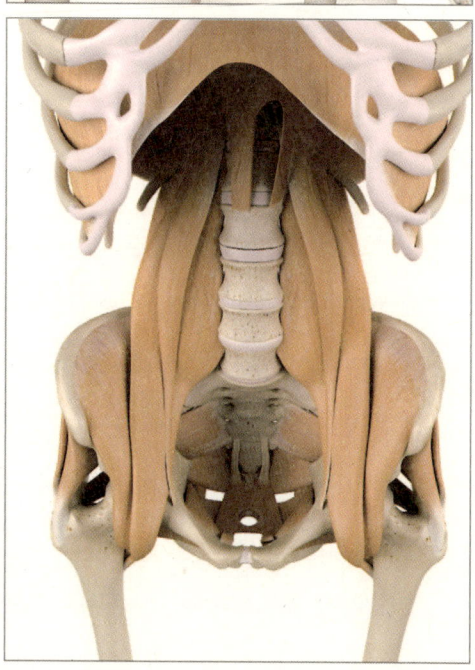

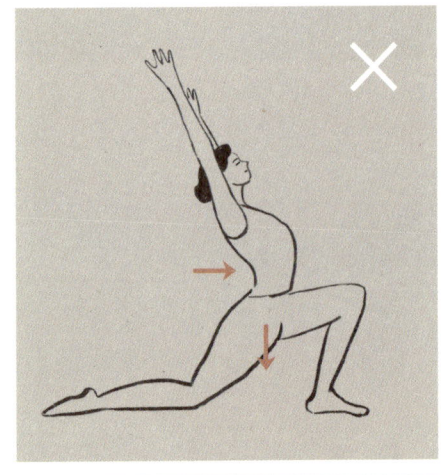

1

2

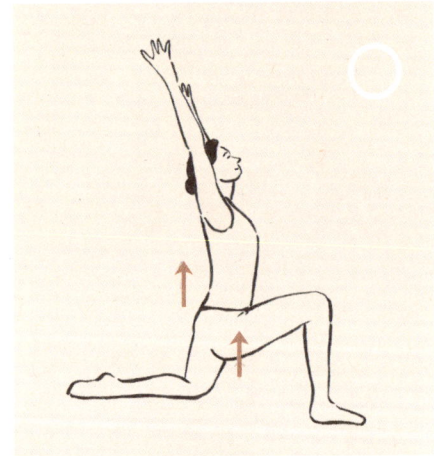

1. Wrong
: 골반이 한쪽 옆으로 치우친 상태에서 고관절을 아래로 과하게 짓눌러 고관절을 압박하고 있다. 상체를 뒤로 지나치게 젖혀 허리가 과전만되고 허리근육도 긴장되어 있다.

2. Right
: 골반 좌우가 중심으로 힘을 모아 주고 골반이 척추를 가볍게 받쳐 올려 준다. 꼬리뼈를 배꼽 쪽으로 가볍게 당겨 복부와 허리, 즉 몸의 앞면과 뒷면을 균등하게 한다.

일반 요가 수련 시 스트레스가 제일 많이 가해지는 관절이 고관절이다. 특히 위 그림 1번의 런지 동작에서는 허리와 고관절에 무리가 생긴다. 이러한 수련이 반복될수록 누운 사바아사나에서 발의 바깥날이 바닥과 거의 맞닿을 정도로 많이 기울어진 것이 자주 관찰된다. 이 상태로 몸 의식 없이 사바아사나를 취하면 바닥에 놓인 둔근과 천장관절, 고관절 주변의 긴장은 잘 해소되지 않는다.

선 자세 즉 타다아사나에서 이 느낌을 비교해보면 이해가 쉽다. 서서 발

끝을 바깥으로 돌리면 엉덩이가 조여지는 반면, 발을 골반 너비 11자로 두면 꽉 조였던 엉덩이의 긴장이 해소된다. 신성한sacred라는 어원을 가진 천골sacrum이 사바아사나에서 갖는 휴식은 매우 중요하다. 사바아사나에서 발끝이 과하게 벌어지고 엉덩이가 조여져 있다면 천장관절과 고관절 주변 인대는 불균형한 긴장이 지속되고 천골의 휴식 또한 방해받는다. 요가수련을 오래 하여도 요통, 고관절통증이 계속된다면 이 부분을 눈여겨봐야 한다. 고관절에 스트레스를 주는 요가수련을 했다면 세미수파인의 휴식이 꼭 필요하다.

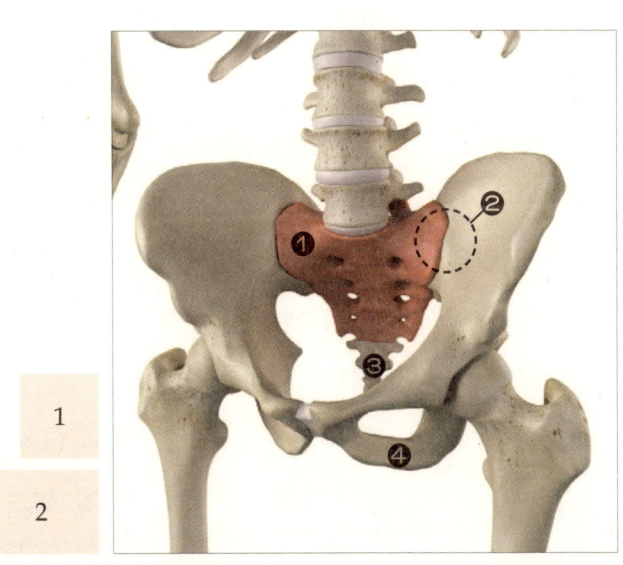

❶ 천골
❷ 천장관절
❸ 꼬리뼈
❹ 좌골

1

2

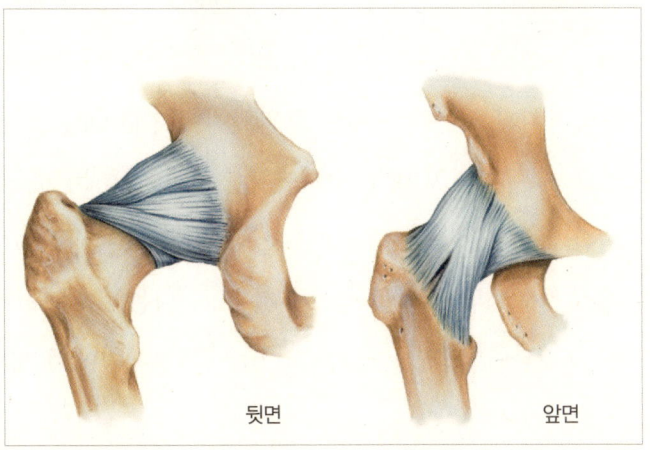

| 고관절을 감싸고 있는 인대

뒷면　　　　　　앞면

혜택2: 힘주어 서지 않아도 된다

세미 수파인 자세를 연습한 후 서기를 해 보면 올바른 서기 자세를 이해하는 데 큰 도움이 된다. 서기를 할 때 근육에 힘을 주어 척추와 가슴을 펴고 배에 힘을 줘야 바른 자세라고 많이들 생각한다. 하지만 서 있을 때 고관절의 주변 인대와 관절낭이 가진 고유한 장력(수동 장력)을 통해 안정성은 저절로 확보된다. 인간은 직립 시 근육의 힘을 최소화하여 불필요한 에너지를 줄이도록 진화해 왔기 때문이다. 효율적인 시스템이 이미 우리 안에 있다.

이 시스템의 충분한 활용을 위해서는 고관절을 둘러싼 연부조직의 고유 장력과 공간 회복이 중요하다. 61페이지에 2번 그림을 보면 고관절 주변은 일정한 결을 가진 견고한 인대로 감싸져 있다. 그렇기 때문에 누운 나비자세에서 다리를 도구로 지지하지 않고 장시간 휴식하거나 박쥐자세에서 다리를 180도로 벌리고자 억지로 찢고 짓누르는 일은 심각하게 재고되어야 한다. 고관절은 인체 전체에서 중요한 연결지점이다. 세미 수파인 자세를 규칙적으로 행할 때 고관절에 대한 이해는 함께 깊어진다.

고관절에 대한 이해가 없다면 서기(타다아사나)에서 힘이 많이 들어가게 된다. 흔히 복부, 엉덩이, 허벅지, 종아리에 힘을 잔뜩 주면서까지 한 치의 흔들림 없이 바르게 서려 한다. 또는 상체를 뒤로 젖히고 가슴을 과도하게 열기도 한다. 요가수업 시 많이 관찰되는 모습이다. 이때 뒤에서 회원님의 상체를 앞으로 가볍게 밀어드리면 몸이 너무 딱딱하게 긴장된 나머지 전혀 움직여지지 않는다. 무릎, 고관절이 잠긴locking 상태에서 척추를 바로 세우려고 애쓴 나머지 외부 변화에 적절히 반응하는 것을 잊어버린 것이다.

산처럼 온전히 서는 타다아사나는 몸 각 부분의 온전함과 전체 연결을 통해서 자연스럽게 획득되어야 한다. 선다는 것에 대한 고정관념이 있다면 우린 고정관념만큼만 반응한다. 버스나 지하철에서 서 있을 때 온전히 그라운딩되어 있다면 바닥 지면이 어떻게 흔들리고 그 진동이 몸에 어떻게 전달되고 몸은 어떤 반응을 하는지 관찰할 수 있다. 그러나 똑바른 자세를 취해야 한다는 목적이 강하다 보면 바닥과 몸의 흔들림을 알아차리지 못한다. 균형 balance이란 고정fix된 상태가 아니다.

1. 서기자세 (타다아사나, 마운틴 포즈)
2. 누운 나비자세 (받다코나아사나)
3. 박쥐자세 (우파비스타코나아사나)

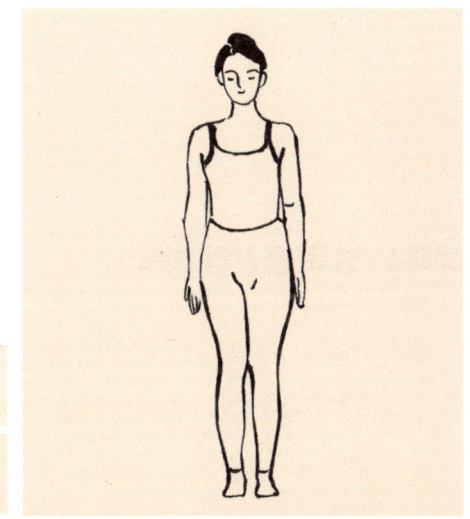
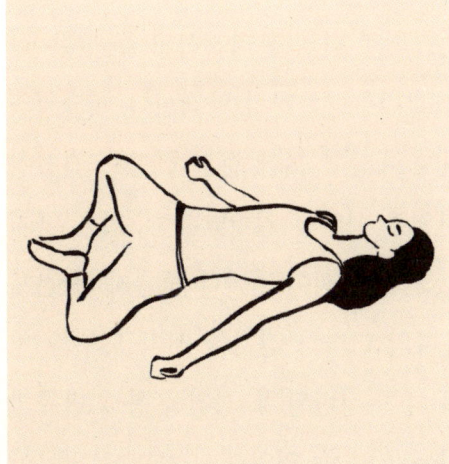
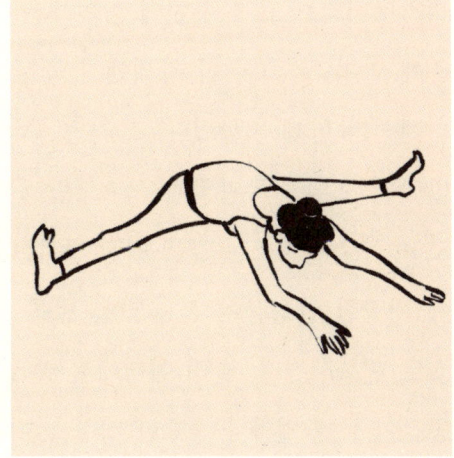

혜택3: 골반의 긴장 해소

　책 『엔들리스 웹』에서는 인체 지지대 역할을 하는 7개의 인체 밴드에 대해 소개하고 있다. 이 밴드는 인대나 건과 구조적으로 닮아 있다. 그중 치골밴드는 치골을 거쳐 고관절 깊숙한 곳을 지난다. 치골밴드 긴장은 고관절에 비틀리는 힘을 가한다. 서혜밴드는 서혜인대, 치골을 지나 뒤로는 허리와 천골이 만나는 부분까지 이어진다. 이 밴드의 긴장은 허리골반의 틀어짐과 통증으로 이어질 수 있다. 세미 수파인 자세는 치골밴드와 서혜밴드의 긴장 해소에 효과적이다. 골반 그릇에 가해지는 뒤틀린 긴장을 해소해 준다.

혜택4: 발목 공간의 회복

　세미 수파인 자세는 발목 공간 회복에 큰 혜택을 준다. 예전에 발리 여행을 갔을 때 일행 중 한 분이 발목을 접질리는 사고가 있었다. 그분은 발목통증으로 체중을 싣지 못해 걷거나 설 때마다 몸의 전체 균형이 무너지곤 했다. 단체여행을 마치고 요가를 하러 혼자 우붓으로 이동한 후, 하루는 저녁 리스토러티브 요가 수업에 참여해서 볼스터로 다리를 지지하고 두 발은 공중에 맡겨 두었다. 이 자세에서 충분히 그라운딩하면서 알렉산더 테크닉의 디렉션과 함께 머물렀다. 그러던 중 전혀 예상치 못한 순간에 평소 긴장이 많았던 오른 발목관절에서 부드럽고 시원한 이완이 일어났다. 수업을 마치고 숙소로 돌아오는 길에 열린 발목으로 걷는 느낌이 얼마나 좋은지 몸 전체에 굉장한 안정감이 전해졌다. 발목 하나의 변화가 걷기와 서기 모두를 저절로 변화시켰다. 발리 여행에서 발목에 대한 상반된 두 사건을 통해 발목의 공간이 몸에 얼마나 중요한 영향을 미치는지 알 수 있었다. 평소에도 발목이 안 좋은 회원님들에게 세미 수파인 자세를 권하곤 한다.

다양한 도구를 활용한 세미 수파인 자세

1. 체어와 볼스터 활용하기
2. 담요로 골반 아래 받쳐주기
3. 블록과 볼스터를 이용해 고인돌 모양 쌓기
4. 블록 2개 이용하기(중간높이, 가로두기)

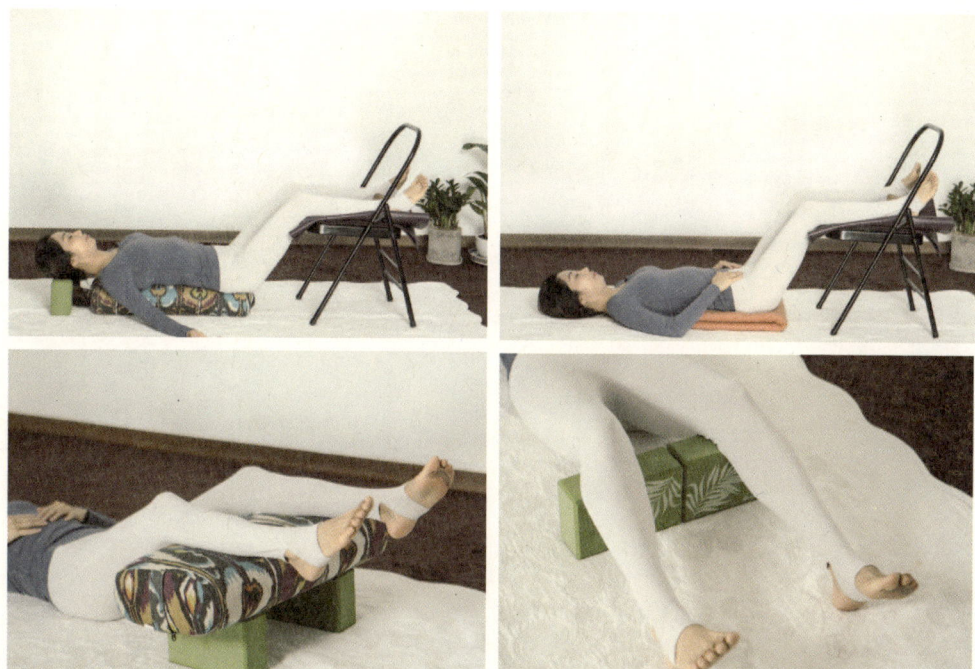

PART 05

바디 인지
:몸을 어떻게 인지하나요?

Episode

진정한 '이완'이란?

　F. M. 알렉산더는 '이완'이라는 단어 사용에 주의를 기울였다. 많은 사람들이 이완에 대해 잘못된 개념들을 갖는 경우가 많기 때문이다. 몸에 대한 의식 없이 몸을 무겁게 늘어뜨리는 것은 이완(Relax)이 아니다. 요가에서도 잘못된 이완개념이 많이 통용되고 있다. 몸을 무겁게 바닥에 내려놓고 때로는 몸으로 바닥을 짓누르는 압박을 주면서 스스로 이완하고 있다고 여기곤 한다. 올바른 이완에는 불필요한 긴장 해소를 뜻하는 릴리즈(Release) 개념이 포함되어 있다. 알렉산더가 이야기한 이완은 신체 본연의 적절한 긴장톤, 부분과 전체의 연결이 살아 있는 상태를 말한다. 몸을 지면에 두었을 때 몸의 각 부분이 가진 무게가 온전히 경험되면서도 전체를 관통하는 흐름과 독특한 가벼움이 조화를 이룬다. 알렉산더 테크닉은 올바른 '이완의 기술'에 대해 가르침을 주며 이는 리스토러티브 요가에도 적용된다. 이완을 바르게 이해한다면 이완의 세계는 꾸준히 다가가 교감하고픈 연인처럼 여겨지고 점점 더 깊이 있어질 것이다.

긴장이란?

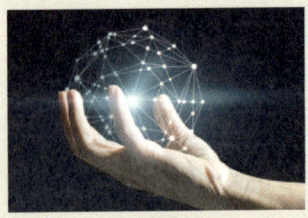

　흔히 긴장과 이완을 정반대의 개념으로 생각하여 긴장이란 나쁜 것이며 긴장 없는 상태를 이완이라고 막연히 생각한다. 하지만 인체에 긴장 없는 상태란 존재하지 않는다. 인간의 몸 자체는 긴장통합구조로 이뤄져 있기 때문이다. 긴장통합구조(tensegrity structure)란 긴장(tension)과 통합(integrity)의 합성어로 장력의 총합을 일정하게 유지하는 구조를 말한다. 이 필수적인 긴장들은 긴밀한 연결성을 띠며 몸을 생동감을 지닌 건축물로서 유지시켜 준다. 리스토러티브 요가에서 말하는 긴장이란 '무의식적이고 불필요한' 긴장들을 말한다. 리스토러티브 요가는 이를 해소함으로써 효율적인 긴장통합구조를 회복한다. 수련을 통해 불필요한 긴장과 필요한 긴장의 차이를 배울 수 있다. 처음에는 이 두 가지를 구별하기 어려울 것이다. 하지만 시행착오들도 좋은 밑거름이 되기에 서두르지 말고 꾸준히 수련해 본다.

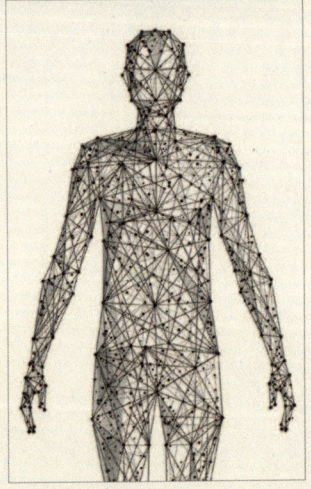

| 긴장통합구조

몸 의식하기

몸 감각의 빛을 밝히기

몸에 의식을 두고 있다 생각하지만 실제로는 몸에는 의식이 없거나 부분에만 몰입된 경우도 많다. 이완을 잘하는지 자신을 평가하고, 특정 느낌에 빠져 있고, 아는 지식대로 몸을 다루려고 하고, 실제 감각이 아닌 몸 이미지를 상상할 때 보통 그렇다. 몸에 의식을 두지 않는 리스토러티브 요가는 단순한 자세 모방일 뿐이다. 편안한 자세로 있으면 몸이 휴식을 취할 것이라 생각하지만 부산한 생각 속에 허우적거릴 때 몸은 충분히 휴식하지 못한다. 인간의 뇌는 전체 체중에서는 2%를 차지하지만 전체 에너지 소모에서는 20%를 차지한다는 것은 이미 알려진 사실이다. 필요치 않은 생각을 계속 반복하는 것 또한 에너지 소모를 일으킨다. 몸을 단순히 의식할 때 불필요한 생각이 멈춰지고 뇌는 휴식모드로 전환된다. 몸을 의식한다는 것은 우리 삶에 중요한 기술이 된다.

몸에 의식이 있는 상태란 어떤 것일까? 간단하게 손을 팔에 얹었을 때 팔이 의식되고, 발을 만졌을 때 발이 여기 있음이 확인되는 단순한 상태를 말한다. 해석이 부여되지 않은 몸 그대로를 담백하게 확인하는 것이다. 이미지를 상상하여 몸을 아는 것과 실제 감각하는 것에는 큰 차이가 있다.

의식은 빛과도 같아서 몸의 부분에만 집중할 때 스포트라이트처럼 한곳만 의식되고 나머지 몸은 어둠 속에 잠긴 것처럼 의식되지 않는다. 보통 생각에 집중할 때 머리 주변만 의식되는 것처럼 말이다. 반면, 몸을 입체적이고도 전체적으로 인지할 때는 방 전체를 환하게 밝히듯 의식이 몸 전체를 밝히게 된다. 회복자세에서도 의식을 몸 전체에 고르게 둘 때 전체적인 회복이 가능해진다.

고유수용감각proprioception이란?

눈, 코, 입, 귀는 특정 영역에 한정된 외부감각수용기다. 내부감각은 신체 내부 자극에 의해 발생된 감각으로 그중 고유수용감각은 근육, 힘줄, 관절, 인대에서 일어나는 감각이다. 이는 신체의 각 부분에 대한 위치 정보와 연결 관계를 감지한다.

우린 귓속의 전정기관과 고유수용감각을 통해 몸의 위치, 자세, 움직임에 대한 감각을 얻는다. 이 감각이 있어야 몸의 올바른 사용을 배울 수 있고 공간 속에서 나의 안위가 경험된다. 감각인식오류는 고유수용감각 오류와도 연결된다. 고유수용감각의 회복을 통해 감각신경으로 들어오는 양질의 정보가 풍부해질수록 더 많은 정보를 기반으로 한 좋은 움직임이 가능해진다.

"고유수용감각은 움직임 역학을 감지하는 감각이다. 따라서 이 고유수용감각을 느끼는 것에 장애가 생기면 움직임에 습관적 제한이 발생한다. 이러한 제한성을 제대로 느끼지 못하는 사람들이 대부분이다. 느낄 수 있는 경우도 대부분 약간의 불편함 정도이다. 사람들은 종종 자기 몸 내부 공간을 모두 다 사용하지 못한다. 가슴을 온전히 활용하지 못하고, 흉곽과 골반의 가능성을 제대로 활용하지 못한다."

- 『엔들리스 웹』, R. 루이스 슐츠, 로즈마리 페이티스

몸을 어떻게 인지하나요?

그라운딩 Grounding

그라운딩은 상당히 입체적인 개념이다. 몸, 공간, 생각, 감정 영역까지 그라운딩을 적용해 볼 수 있다. 그라운딩에 대한 다양한 아이디어를 소개해 본다.

그라운딩은 이완의 첫걸음이다_

그라운딩만 잘 되어도 이완이 쉬워진다. 그라운딩에 접근하는 가장 쉬운 방법은 바닥에 맞닿은 몸의 무게와 접촉면을 감지해 보는 것이다. 예를 들면 서 있을 때는 발바닥이, 할라아사나(쟁기자세)를 취할 때는 어깨가, 사바아사나 같은 눕는 자세에선 몸 후면 전체가 그라운딩된다. 처음에는 그라운딩 면적이 넓을수록 몸이 잘 인지되므로 사바아사나(눕기)에서 그라운딩을 연습하면 좋다. 그 다음 차츰 일상의 앉기, 서기에서도 그라운딩을 적용해 본다.

그라운딩은 지금 여기 있음이다_

우린 아직 일어나지 않은 일들에 대한 걱정과 다양한 고민들 속에서 미래를 들추곤 한다. 실수에 대한 자책이나 갈등상황을 거듭 떠올릴 때 과거에 사로잡힌다. 미래와 과거에 있을 때 몸에 대한 의식을 거의 놓치거나 일부에 한정한다. 몸과 마음에 만성적인 피로가 가득 쌓여 있을 때 보통 '몸과의 연결'이 단절되어 있다. 하지만 누군가 손으로 내 등을 부드럽게 쓸어 주고 토닥여 줄 때 몸은 금새 다시 연결된다. 지금 여기에서 단순히 숨 쉴 수 있는 안심安心도 함께 일어난다. 언제라도 나를 맞이해 준다는 점에서 몸은 상징적인 고향과도 같다. 리사 코치는 "지금 여기에서 실제로 일어나고 있는 일을 감지하게 되면 지나간 과거의 조건화된 패턴에서 자유로워질 뿐만 아니라, 새롭고 자유로운 움직임이 자극받는다."라고 말했다. '지금 여기'에서 실제로 일어나고 있는 일을 감지하는 데 있어 몸은 단순하고도 명확함을 보여준다. '지금 여기 있음'이란 몸의 생생한 그라운딩 감각을 통해 확인된다.

그라운딩은 뿌리ROOT 차크라를 일깨운다_

뿌리 차크라는 '나는 안전하다.' '나는 여기에 존재한다.' '나는 나만의 색깔(생명력)을 누린다.'로 표현된다. 뿌리 차크라는 척추 가장 아래에 위치하여 지구와의 풍부한 연결감을 준다. 맨발로 대지를 밟는 어싱earthing은 뿌리 차크라를 치유하는 좋은 방법이다. 도심에 사는 우리가 땅과 직접 접촉하며 살기란 어려운 일이다. 하지만 바디 그라운딩을 통해 땅과 연결되었던 기억을 회복할 수 있다. 몸과 마음의 안정감, 그리고 내가 여기 있다는 존재감being은 감각적으로 경험될 수 있다. 이 감각 자체가 뿌리 차크라를 상징한다. 존재감은 멋있는 나, 인정받는 나일 때만 드러나는 것이 아니라 몸의 여기 있음, 내가 여기 있음이란 단순함 속에도 있다. 심플한 몸의 존재 감각에 더 깊이 뿌리내려 본다. 바디 그라운딩이라는 몸의 언어를 통해 의식 깊은 층까지 안전지대를 확장해 본다.

바디스캔Body scan : 중력과의 조화

바디스캔은 몸 전체를 스캔하듯 의식하는 작업이다. 몸의 부분을 하나씩 의식하되 부분과 부분이 연결되어 전체를 이룬다. 이 작업은 정해진 형식이 없기 때문에 창의적인 접근이 가능하다. 아래 소개된 방법도 다양한 바디스캔 중 하나의 예다.

눕기, 앉기, 서기 모든 자세에서 가능하나 처음에는 누운 상태에서 진행하는 것이 수월하다. 등을 대고 누웠다면 처음부터 몸을 스캔하려 서두르지 않는다. 먼저 바닥에 몸의 후면이 어떻게 놓여 있는지 무심하게 경험해 본다. 힘을 빼고 물 위에 둥실 떠 있듯 바닥에 몸을 맡겨 본다. 흐르는 숨과 함께 아래에 소개된 방법을 따라 바디스캔을 진행해 본다.

머리에서 발까지 길이length, 몸 앞면에서 뒷면까지 깊이depth, 몸의 오른쪽에서 왼쪽까지 가로축width을 인지해 본다. 우리는 중력장 안에서 살아 움직인다. 3차원적인 바디스캔을 통해 몸을 입체적으로 경험한다. 바디 인지 습관이 없는 사람의 경우 나이 들수록 몸이 위축되어 길이가 짧아지곤 한다. 바디 스캔은 몸의 길이와 공간 회복을 도와 노화의 시곗바늘을 되돌린다.

How to

a. 머리 뒷면에서부터 목 → 견갑골 → 위팔 → 팔꿈치 → 아래팔 → 손목 → 손등 → 손가락
→ 등 → 허리 → 엉덩이 → 허벅지 → 무릎 → 종아리 → 발목 → 발뒤꿈치 → 발바닥 순으로
위에서부터 아래로 천천히 훑어 내려온다.

b. 이번엔 몸의 앞면을 따라 진행한다. 먼저 얼굴을 의식해 본다.
이마 → 눈 → 볼 → 턱 → 입안의 공간 → 혀 → 목의 앞면 → 가슴 → 두 팔
→ 복부 → 골반 → 허벅지 → 무릎 → 종아리 → 발목 → 발등 → 발가락 → 발바닥으로 내려온다.

알렉산더 테크닉의 5가지 디렉션

리스토러티브 요가를 행하면서 알렉산더 테크닉의 5가지 디렉션(지시어)을 활용해 보자. 몸과 신뢰를 회복할수록 우리의 몸은 디렉션에 자연스럽게 협응한다.

[5가지 디렉션]

1. 내 목이 자유롭다.
2. 내 머리가 앞과 위로 향한다.
3. 내 척추가 길어지고 넓어진다.
4. 내 다리와 척추가 서로 분리된다.
5. 내 어깨가 중심으로부터 넓어진다.

| 아이들의 몸 사용

1. 기기
2. 멍키자세
3. 서기와 걷기

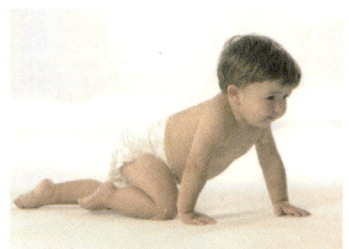
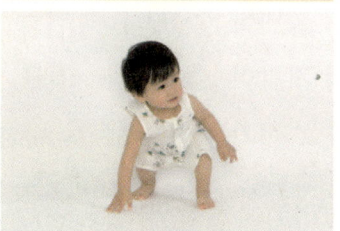
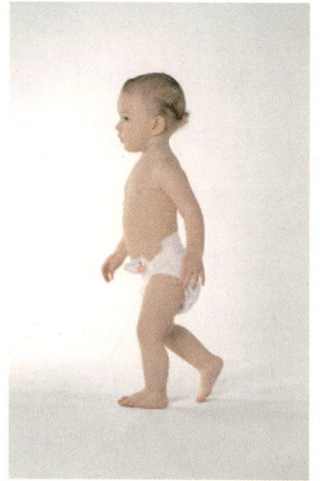

위의 사진처럼 아이들이 서고 걷고 앉고 놀며 일상에서 존재하는 방식은 공간 속에서 자유롭게 몸을 확장하며 몸의 내부공간을 조화롭게 활용하는 것이다. 디렉션은 아이들이 공간 속에서 어떻게 존재하며 몸을 어떻게 사용하는지를 보여 준다.

디렉션은 근육의 질을 변화시킨다. 긴장된 몸은 찌그러진 깡통처럼 중심을 향해 수축하는 성향이 강하고 습관은 패턴화된다. 잘못된 습관에는 고정된 방향이 강하게 흐른다. 이 관성은 몸 사용이란 새로운 가능성마저 압도한다. 하지만 디렉션이 반영된 몸의 사용 방향은 주변공간으로의 열림과 확장을 보여준다. 리스토러티브 요가를 수련할 때도 5가지 디렉션과 '내 무릎이 앞을 향한다. 내 손가락이 길어진다. 내 발가락이 길어진다.'는 추가 디렉션을 활용해 본다.

공간의 발견

공간이란 말에는 '비어 있고 이용 가능한 물질이 존재하고 움직이는'이란 뜻이 포함되어 있다. 요즘은 공간 크리에이티브가 인기이다. 내가 머물고픈 공간을 자신의 취향을 반영한 색상, 재질, 가구, 소품들로 꾸미는 작업들이다. 그런데 공간 창조는 건물, 실내뿐 아니라 몸과 마음 영역에도 적용된다.

심리영역에서도 공간 지각이 중요하다. 예를 들어 심리상담이나 영성철학에선 마음을 나라고 여기는 동일시attachment에서 한 걸음 물러나 detachment 관찰자적인 입장에서 내 경험과 마음을 보길 권한다. 이것은 심리적 공간을 변화시켜 엉겨 붙고 대립하는 마음의 이야기를 전지적 시점에서 관찰하고 통찰하도록 돕는다. 눈에 보이지 않지만 심리적 역동에도 공간이 존재한다.

몸에도 공간이 존재한다. 몸은 다양한 공간과 관계 맺으며 공간을 이루는 여러 요소에 자극받는다. 몸을 기준으로 몸 밖(외부 공간), 몸 안(내부 공간)으로 나누어 볼 수 있다. 외부와 내부, 두 방향의 자극을 통해 우린 '몸'이란 것을 경험하게 된다. 몸이 다양한 공간관계를 맺고 있음에도 이를 명료하게 인지하지 못하는 이유는 '몸과 공간을 이미 알고 있다는 생각' 때문이다. 하지만 현재의 몸을 실제로 인지하기보다 이전 경험에서 형성된 몸 이미지를 재생하면서 몸을 인지했다고 착각하곤 한다. 몸에 대한 고정된 생각을 반복하는 것에 지나지 않는다. 예를 들면, 거울을 볼 때 실제의 나를 객관적으로 보기보다 '뚱뚱하다', '늙었다', '못생겼다' 등 주관적인 가치 판단을 경험한다. '몸을 경험하는 것'과 '몸에 대한 생각을 경험하는 것'은 다르다. 순수한 몸에 대한 발견은 우리에겐 아직 드러나지 않은 '미지'다. 그 미지를 탐험하기 위해서는 호기심과 새로운 시선이 필요하다.

OUT : 외부 공간과 연결하기_

　외부 공간을 의식한다는 것은 무엇일까? 공간을 의식해 보라고 하면 많은 이들이 처음에는 막연해한다. 나 역시 그랬다. 넓은 자연환경보다는 컴퓨터, 핸드폰처럼 집약된 환경에 길들여져 있어 공간 의식이라는 것이 상당히 낯설었다. 하지만 외부 공간을 이루는 많은 요소들은 이미 감각으로 경험되고 있었다. 다양한 소리, 피부에 접촉되는 공기 온도, 바람결, 습도, 빛, 색감, 냄새 등을 통해 말이다. 이를 단순하게 알아차리는 것만으로도 우리의 의식은 보다 확장된다. 생각과 목적에 빠져 있을 때 우린 이 단순함을 놓친다. 나를 둘러싼 공간요소들을 단순히 의식하는 것은 일상 속 작은 수행과도 같다.

　몸은 입체적인 구조지만 우리는 몸을 매우 단조롭게 인식하는 경향이 있다. 마치 거울에 비친 자신을 보는 것처럼 몸을 평면적으로 인지한다. 손바닥을 볼 때도 눈에 보이는 부분만을 습관적으로 파악한다. 이것은 정면을 응시하는 눈의 습관 때문이기도 하다. 그래서 일상에서 몸의 후면을 의식하는 일이 별로 없다. 몸의 후면은 무의식적인 공간이 되곤 한다. 그러나 손은 공간 안에서 입체적으로 존재한다. 눈에 보이지 않는 손등도 있고 손가락의 구부러진 각도도 함께 의식해 볼 수 있다.

　공간과 관계 맺기는 사바아사나에서도 필요하다. 잠들어 있는 몸의 후면을 충분히 의식해 본다. 그동안 습관적인 눕기를 했다면 몸과 바닥의 관계에 관심을 두지 않았을 것이다. 우리 몸은 곡선으로 이뤄져 있기 때문에 몸 전체가 바닥에 완전히 밀착되지 않는다. 몸과 바닥 사이에는 작지만 다양하고 명백한 공간들이 존재한다. 그 공간들을 의식해 볼 때 몸 후면은 바닥공간과 새롭게 연결되고 불 꺼진 후면의 감각들이 밝게 되살아난다. 몸이 바닥을 누르는 압력차, 몸 좌우 또는 위아래의 차이, 골반과 견갑골이 바닥에 어떻게 놓여 있는지 등 많은 정보들이 확인된다.

공간과 연결감각에 대해서는 호오포노포노의 지혜와 발도르프 교육에서도 찾아볼 수 있다. 발도르프에서는 아이들이 정신없이 떠들고 지나치게 고집을 피우고 예민해할 때 제일 먼저 아이를 둘러싼 공간을 살핀다고 한다. 주변 물건이 함부로 놓여 있는지 보는 것이다. 교사가 아이들의 행동을 직접 고치려고 나서지 않고 공간을 바로잡는reforming 것만으로도 아이들의 무질서한 행동들이 조정되고 차분해진다고 한다. 공간과의 연결감을 잘 이해하고 활용하는 좋은 예이다.

> "모든 것은 가능성으로 잠재해 있다가 관찰자가 바라보는 순간 현실로 나타난다."
>
> - 노벨물리학상 수상자 닐 보어

IN : 내부 공간과 연결되기_

몸 내부 역시 다채로운 공간으로 이뤄져 있다. 예를 들어, 흉추 뼈와 연결되어 좌우로 돌아난 늑골은 널찍한 흉강cavity을 이루며 폐와 심장을 안전하게 보호하고 복부엔 복강, 골반에는 골반강이란 공간이 존재한다. 뼈와 뼈가 연결되는 사이 공간인 관절은 활액이라는 액체로 채워져 있다. 관절은 액체에 떠 있는 상태로 일정한 공간과 압을 유지한다. 관절 내 일정한 공간이 무너지면 연골이 마찰되고 관절 내 염증과 변형이 생긴다. 뇌와 척수는 뇌척수액CSF으로 채워진 공간에 떠있다. 이는 부력으로 작용해 1300~1500g의 뇌 무게를 50g까지 가볍게 하며 외부충격을 완충해 준다. 세포 역시 세포막 안에서 일정한 공간을 유지한다. 이렇게 몸 내부는 다양한 공간을 갖는데 이러한 고유 공간을 잘 유지할수록 건강하며 공간이 무너질수록 많은 문제가 생겨난다.

리스토러티브 요가는 내부 공간을 발견하게 한다. 몸 감각은 내부 공간을 알아차리게 하고 그 공간은 몸 감각을 다시 일깨운다. 호흡, 심장 박동, 온기, 관절의 공간과 움직임, 몸의 무게감 등 내 안에서 일어나는 자연을 경험해본다. 흔히 자연이라고 하면 흙, 물, 산 그리고 동식물들을 떠올리지만, 인간의 몸 자체도 자연으로부터 왔다. 때문에 몸에 접촉될수록 우리의 마음과 호흡은 자연의 생동감을 경험하게 된다. 공간을 의식할 때 동시에 그라운딩도 드러난다. 몸의 안과 밖의 그라운딩은 조화롭게 확장된다. 확장된 그라운딩은 회복자세의 풍미를 깊게 한다.

공간을 인지하면 운이 좋아진다_

『왓칭2』의 저자 김상운 님은 "운이 좋아지려면 눈과 귀를 열어 놓기, 바라보는 공간 넓히기, 산책 즐기기 등을 통해 '나'의 범위를 제한하지 않아야 한다."고 조언한다. 리스토러티브 요가에서는 공간을 발견하고 공간과 연결됨으로써 공간이 가진 가능성을 나에게로 초대한다. 내가 활용할 수 있는 긍정적인 가능성이 곧 운이다.

> "행운은 우연히 일어나는 게 아니죠. 자신의 범위를 좁게 한정시키지 않고 시야를 넓힐수록 운이 좋아집니다."
>
> -Dr. 스테판 (유니버시티 칼리지 교수)

PART 06

회복을 위한 호흡

Episode

호흡(Breath)이란?

- 삶과 변화의 상징: 태어나 첫 숨을 시작한 후로 마지막 숨이 빠져나가 다시 숨이 들어오지 않는 생애 마지막 순간까지 호흡은 한순간도 멈추지 않는다. 이런 의미에서 호흡은 삶의 모든 순간과 변화 자체를 상징한다.

- 몸 안팎의 기압차: 물리적 관점에서의 호흡은 몸 내·외부의 기압차로 일어나는 수동적 현상에 가깝다. 만약 내가 호흡을 주관해야 한다면 아마 불안해서 잠을 잘 수 없을 것이다. 잠을 잘 때 호흡은 의식적인 통제를 벗어나기 때문이다. '내가 호흡한다'는 관점 밖에 서 보자. 호흡이 달리 보인다.

- 숨이라는 본능: 예전에 알렉산더 테크닉 수업을 들을 때 "본능을 배울 수 있나요?"라는 질문이 있었다. 아기가 젖을 빨고, 바닥을 기고, 두 다리로 서기를 습득하는 과정에서 아기는 그것을 잘하는 방법을 따로 트레이닝 받지 않는다. 몸의 반사체계와 본능이 이끄는 대로 배우기 때문이다. 그러나 어느 순간부터 우린 몸을 통해 자연스럽게 배워 왔던 이 감각들을 잃어버렸다고 여기고 어른이 된 후에는 호흡을 '잘하는 법'을 찾아 헤매기 시작한다. 자신의 몸을 더 이상 신뢰할 수 없기 때문에 몸을 통해 스스로 배우려 하지 않는다.

호흡도 그렇다. 누군가 만들어 낸 호흡법을 테크닉적으로 잘하려 애쓴다. 이것에 대해 F. M. 알렉산더는 "내가 숨을 마시고 내쉬지 않았을 때 비로소 내가 숨 쉰다는 것을 알았다"라는 말로 숨에 대한 통찰을 표현하였다. 미켈란젤로가 조각은 불필요한 부분을 제거하는 과정이라고 말한 것과도 같다. 미켈란젤로는 자연에서 가져온 대리석 덩어리를 응시하다 돌 안에 갇혀 있는 위대한 형태가 영감으로 떠오르면 망치와 끌을 이용해서 불필요한 부분을 제거할 뿐이라고 자신의 작업을 간단하게 설명했다. 리스토러티브 요가에서의 호흡 역시 이러한 관점으로 접근한다. 가장 온전한 호흡이 흐를 수 있도록 불필요한 것을 멈추는 것이다.

- 가득 채움과 비움: 호흡은 그 자체만으로도 우리에게 중요한 가르침을 전한다. 가득 참, 비워짐, 내버려 둠, 숨과 숨 사이의 멈춤. 여기에는 삶의 철학적 의미도 함께 담겨 있다. 단순하게 호흡을 바라볼 수만 있다면 호흡은 그 자체로 훌륭한 스승이다.

- 호흡 맛있게 음미하기: 명상은 복잡하고 어려운 것이 아니다. 만약 세상에서 가장 맛있고 값진 음식을 먹을 기회가 생겼다면 그 맛을 굉장히 섬세하게 음미할 것이다. 호흡도 그렇게 음미해 본다. 복잡한 호흡법을 마스터하려 애쓰다 보면 자연스러움과 단순함을 잊게 된다. 호흡에 대한 관심은 연인을 향해 피어나는 자연스러운 관심과 다르지 않다. 호흡을 만났다면 설렘과 함께 찬찬히 음미해 본다.

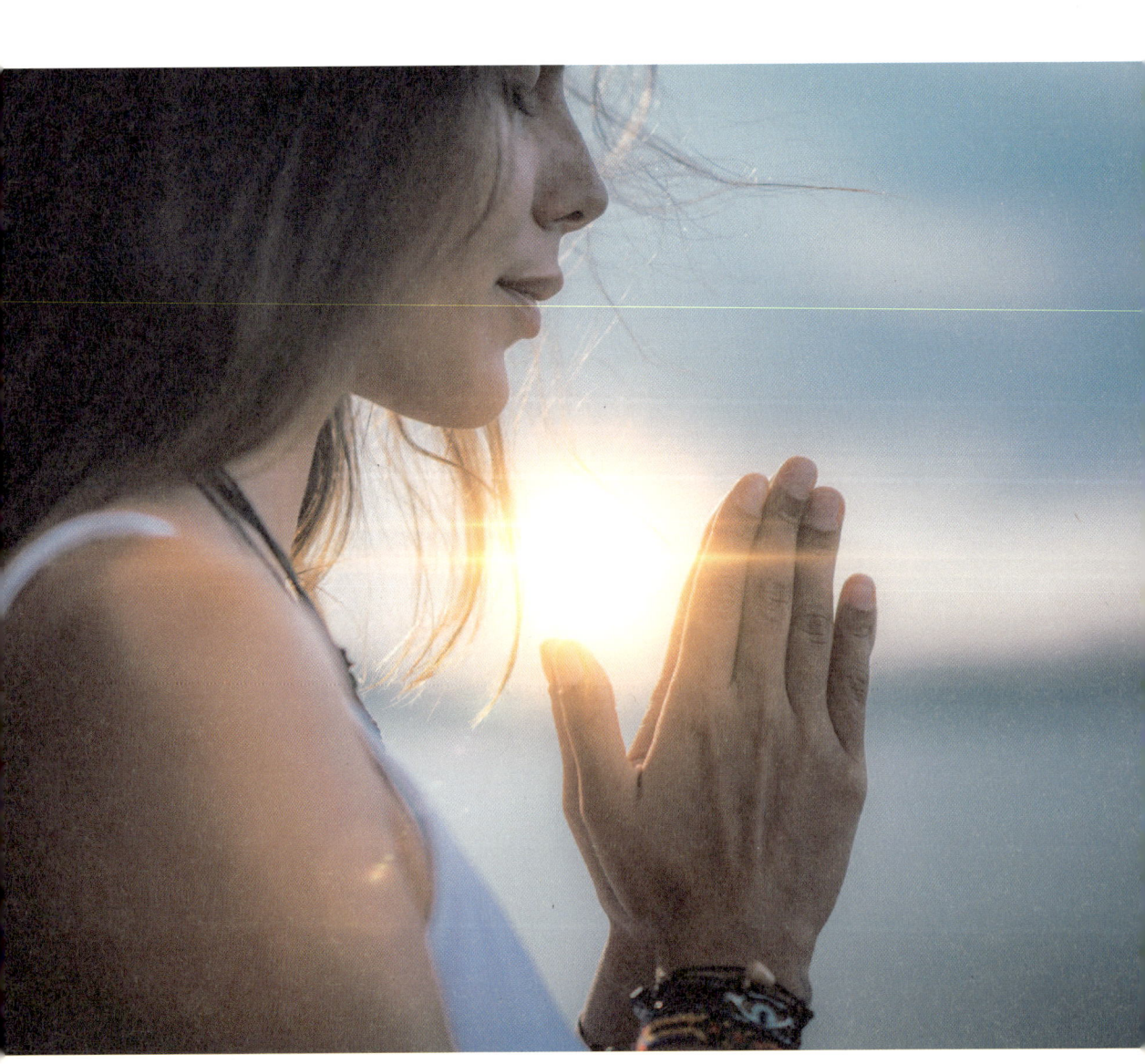

리스토러티브 요가를 위한 호흡 3가지

아파자파 호흡 Apa japa pranayama

아파자파 호흡은 있는 그대로 호흡을 자각하는 것을 말한다. 요가에서도 강하고 테크닉적인 호흡은 많이 알려져 있지만 아파자파 호흡은 잘 알려져 있지 않다. 애씀 없는 가장 자연스러운 호흡은 처음에는 상당히 어렵게 느껴지지만 몸 전체의 감각을 새롭게 한다. 몸과 마음의 상태를 감지하는 데도 효과적이다. 이를 위해선 지금 몸이 원하는 호흡이 무엇인가 먼저 귀 기울여야 한다. 방법과 의도에 끼워 맞춘 호흡과 몸에서 일어나는 호흡은 서로 어긋날 수 있다. 요가에선 호흡법이 매우 중요하게 다뤄지고 자주 수련하는 만큼 자칫 특정한 호흡습관을 갖기 쉽다. 어떤 사람들은 모든 요가수업에서 우자이 호흡을 습관적으로 한다. 승리호흡으로 불리는 우자이 호흡은 아래 복부를 당긴 상태에서 목 안쪽을 조여 숨을 가늘고 길게 내쉰다. 몸을 뜨겁게 덥혀주고 숨소리를 통해 집중력을 높여주는 좋은 호흡법이다. 하지만 이완이 필요한 요가와 사바아사나에서는 필요하지 않은 호흡법이다.

강한 호흡은 종종 몸의 전체적인 인지와 섬세한 사용을 압도해 버린다.

또한 습관적으로 우자이 호흡을 반복할 때 입술, 턱관절 주변, 혀, 성대를 긴장시킬 수 있다. 하복부를 딱딱하게 조이면 골반, 골반저근, 횡격막의 리듬은 현저히 감소된다. 반면 인지를 바탕으로 한 호흡 수련은 호흡습관을 관찰하는 힘을 길러주고 이를 통해 차츰 강한 숨소리와 자극 없이도 숨을 자연스럽고 풍성하게 한다.

> "명상의 방법 자체가 목적이 될 수는 없다. 명상 방법은 명상이 깊어지면 결국에는 그 안에 녹아들게 되어 있다."
> -『명상』오쇼

위스퍼 아 호흡 Whisper-Ah Breath

알렉산더 테크닉에서 교육하는 위스퍼 아 호흡 또한 지금의 호흡 상태를 관찰하게 돕는다. 자신의 호흡습관을 알아차리는 것을 가장 중요한 첫걸음으로 보기 때문이다. 데이비드 무어 선생님은 위스퍼 아 호흡이 호흡에 필요한 정보를 자율신경계에 의식적으로 공급한다고 설명한다. 턱관절 장애 TMJ, 목·어깨 긴장, 골반 불균형, 만성 피로에 도움이 되며 임산부를 위한 이완호흡으로도 좋다. 몸 전체의 편안함과 조화로움 속에서 이뤄지는 것이 중요하다는 점에서 이 호흡 역시 숙련되는 데 오랜 시간이 걸린다.

How to

1. 등을 대고 누운 후 양 무릎을 세운 세미 수파인 포즈(안정위)를 취한다.
2. 몸 전체를 바닥에 그라운딩한다. 잠시 아무것도 하지 말고 단순하게 숨이 어떻게 들어오고 나가는지만 살펴본다. 이때 혀는 아랫니 뒤편에 편하게 내려놓는다.
3. 잠시 기분 좋은 장소나 순간을 상상하며 내면의 미소(in smile)를 떠올린다. 얼굴 전체와 가슴이 부드러워진다.
4. 몸 전체가 충분히 그라운딩되었다면 '아'하는 탄성음과 함께 숨을 내쉬며 아래턱을 배꼽 방향으로 열어 준다. 충분히 숨을 내쉰 다음 마시는 숨에 천천히 입술을 닫는다.

Advice

● 애쓰지 않음

'아' 탄성음을 낼 때는 마치 유리창에 입김을 부드럽게 불어넣는 느낌으로 한다. 턱관절의 열림과 닫힘을 관찰해 본다. 이때 숨을 너무 길게 내쉬거나 너무 많이 들이마시려고 노력하지 않는다. 숨이 들어오는 만큼 풍성히 마시고 숨이 흘러 나가는 만큼 내쉰다. 많이 내쉬려 애쓰다 보면 복부와 골반에 힘이 들어가고 많이 마시려다 보면 머리가 뒤로 젖혀질 수 있다. 무언가 더 하려는 노력이 없다면 몸통, 골반 전체는 한결 편안하게 놓아지며 숨을 내쉰 후 숨이 몸 안으로 저절로 밀려들어 올 때를 잠시 기다릴 수 있다. 성급하게 다음 호흡을 서두를 필요가 없어진다.

● 인스마일(in smile)

감사함 또는 기분 좋은 가벼움이 깃든 상태이다. 몸의 편안한 부분을 음미하거나 행복하고 평온했던 순간을 떠올려 보는 것도 좋다. 다만, 상상을 곱씹으며 지속할 필요는 없다. 물에 잉크 한 방울 떨구기만 하면 잉크가 알아서 우아하게 퍼져 나가는 것과 같다. 기분 좋은 에센스를 가슴에 한 방울 떨구는 것으로 충분하다.

"내가 호흡을 하려 할 때는 몸이 긴장을 하지만, 숨이 쉬어지도록 몸에게 맡기면 편안한 호흡을 할 수 있다는 걸 알게 됩니다. 내가 숨을 쉬려 함을 자제(inhibition)하면서 '위스퍼 아~'호흡 연습을 하는 이유는 '잘'하려는 마음을 내려놓으면 호흡이 깊어지고 자연스러워지기 때문입니다. 호흡은 몸과 마음을 다시 하나로 이어 줍니다"

- 백희숙, 알렉산더테크닉 교사

붓다의 얼굴과 손, 어깨는 리스토러티브 요가에 좋은 아이디어들을 준다. 얼굴 근육과 손끝을 통해 편안한 이완에 대한 뉘앙스를 전해 받을 수 있다.

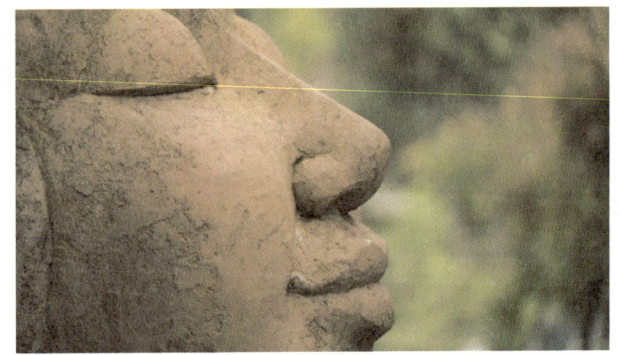

| 내면의 미소

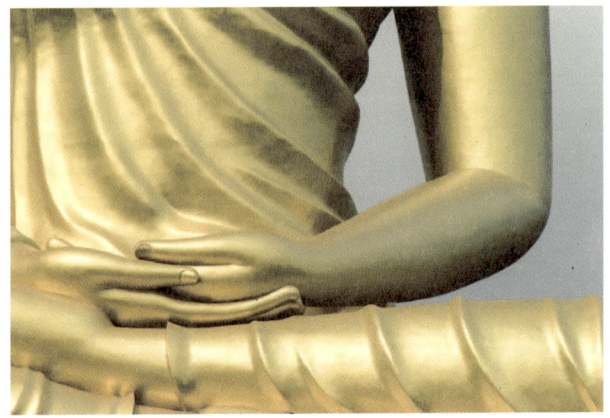

| 붓다의 손

나디 쇼다나 호흡(nadi shodana, 교호호흡)

'나디'는 프라나가 지나는 에너지 통로, '쇼다나'는 정화를 의미한다. 오른쪽(ha, 핑갈라)과 왼쪽(tha, 이다)의 균형 및 신경정화를 목적으로 한다. 이 호흡법을 행하면 숨 통로가 맑아진다. 교호호흡을 한 후 리스토러티브 요가를 시작하면 호흡인지가 한결 수월해진다. 숨을 코로 내쉴 때 마치 수도꼭지에서 물줄기가 흘러 나가듯 일정한 속도로 숨을 흘려보내고 숨의 끝자락을 고요히 지켜본다.

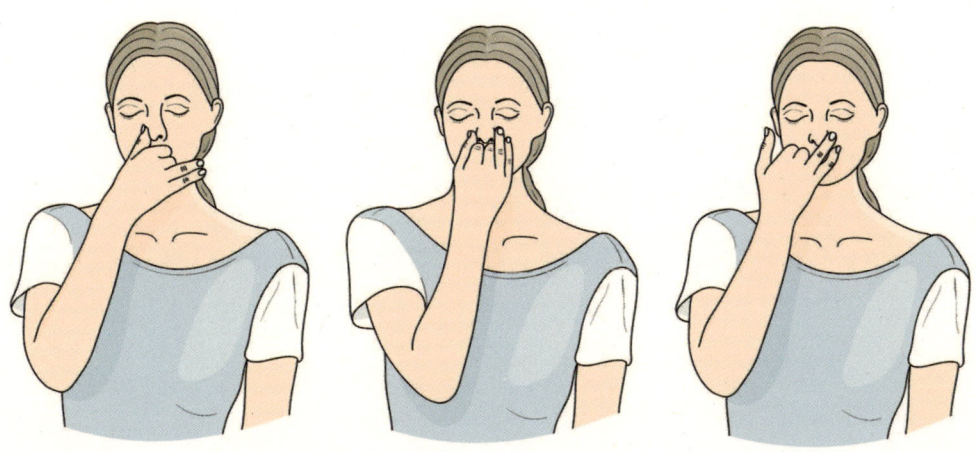

| 나디 쇼다나 호흡

| How to |

1. 편하게 자리에 앉는다. 두 팔은 다리 위에 얹는다. 바닥에 앉았다면 접은 담요를 골반 아래 받쳐 준다. 무릎이 좋지 않다면 의자에 앉는다. 잠시 호흡을 편하게 한다.

2. 오른손을 들어 검지와 중지 손가락을 접는다. 숨을 마시고 잠시 멈춘다. 엄지손가락 지문으로 오른 콧방울을 지그시 눌러 오른 콧구멍을 막아 준다. 담아 둔 숨은 왼 코로 흘려보낸다. 숨이 충분히 비워졌다면 숨이 저절로 밀려들어 오기를 기다린다. 이제 왼 코로 숨을 마신다.

3. 네 번째 약지손가락으로 왼 코를 막아 주고 오른 코를 열어 준다. 오른 코로 숨을 내쉬고 다시 고요히 들이마신다. 양쪽을 한 번씩 호흡하였다면 이것을 1회로 보고 약 5~7번 반복한다.

4. 내쉬는 숨으로 마무리하고 두 팔을 다리 위에 두고 정상 호흡으로 돌아간다.

　　　인지(awareness)는 의식의 영역을 넓히는 것과 관련이 있고, 집중(concentration)은 의식의 영역을 좁히는 것과 관련이 있다. 무언가에 집중한다는 것은 외부에서 오는 자극에서 자신을 분리하려고 노력하는 것이다. 따라서 집중은 초점(focus)을 축소시킨다. 반면, 인지는 어떠한 종류의 정신적 노력 없이도 초점을 맞출 수 있는 능력이다.

　　　　　　　　　　　　　　　　　　　- 『근육재훈련요법』 크레이그 윌리암슨

몸의 안정화 시스템
: 4가지 자세유지근

안정화 근육의 중요성

흔히 말하는 코어 즉, 파워 하우스는 복근, 허리, 둔근 같은 큰 근육을 말한다. 하지만 강한 힘과 큰 움직임을 일으키는 이 근육들이 사용되기 전에 먼저 활성화되어야 할 중요한 근육들이 있다. 바로 심부에 자리 잡고 있는 안정화 근육들이다. 이 근육이 먼저 활성화되어야 몸 내부가 안정화되어 움직임의 효율을 높일 수 있다. 심부 코어가 만성적으로 긴장되어 활성 속도가 떨어지면 몸 안팎에서 일어나는 변화에 대한 감지력과 안정성이 떨어져 부상 위험이 높아진다.

안정화를 위한 심부 코어근육으로는 1)횡격막(가로막), 2)골반저근(골반바닥근), 3)복횡근(배가로근), 4)다열근(뭇갈래근)이 있다. 이 근육들은 고강도보다 저강도의 정교한 운동이나 호흡을 통해 활성화된다. 4개의 심부 코어로 둘러싸인 공간은 호흡에 의해 시시각각 변화된다. 그중 횡격막은 호흡의 고유한 파동을 몸 전체로 리드미컬하게 전달하는 핵심 스위치와 같아서 근막 전체에 변화를 준다. 앞서 소개한 호흡 3가지는 호흡인지를 돕는다. 호흡을 인지할 때 횡격막을 전체적으로 사용하게 되어 몸 전체의 긴장 해소에 효과적이다. 푸른 바다에서 자유롭게 유영하는 해파리의 우아한 몸짓을 떠올려 보자. 횡격막이 이처럼 유영한다면 우리의 숨은 더욱 풍요로워진다.

  횡격막의 수축과 이완 시 몸 안과 밖의 작은 기압차가 생기고 이는 탄성 섬유조직인 폐의 용적을 변화시킨다. 호흡을 일으키는 주동근인 횡격막은 몸통을 가로지르며 몸통을 흉강과 복강으로 분리한다. 횡격막의 반복적인 상하 움직임은 흉강과 복강을 채우고 있는 장기를 부드럽고도 규칙적으로 마사지해 준다. 골반 바닥을 가로지르는 가로막인 골반저근 또한 넓은 의미에선 횡격막이다. 골반저근은 횡격막의 리듬과 함께 활성화되고 골반 내부 에너지를 일깨운다.

> "호흡근들은 자세 기능도 갖는다. 그러므로 호흡과 자세는 강한 연계성을 지닌다. 호흡에 의식을 집중하여 내부를 관찰하면 몸의 깊은 부위에 위치한 자세 근육들을 자극할 수 있다. 가장 효율적인 호흡은 신체에 제한이나 긴장, 과도한 노력 없이 저절로 이루어지는 호흡이다."
> - 『APSSA 호흡편』, KS바디워크소마틱스연구소 최광석 소장

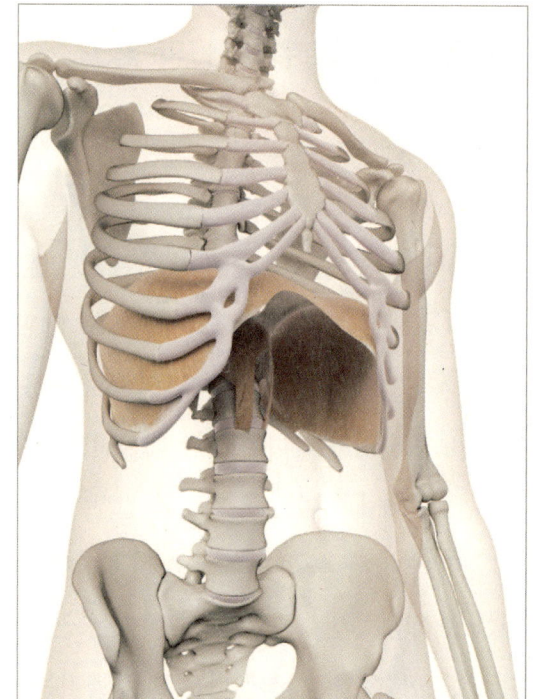

| 횡격막

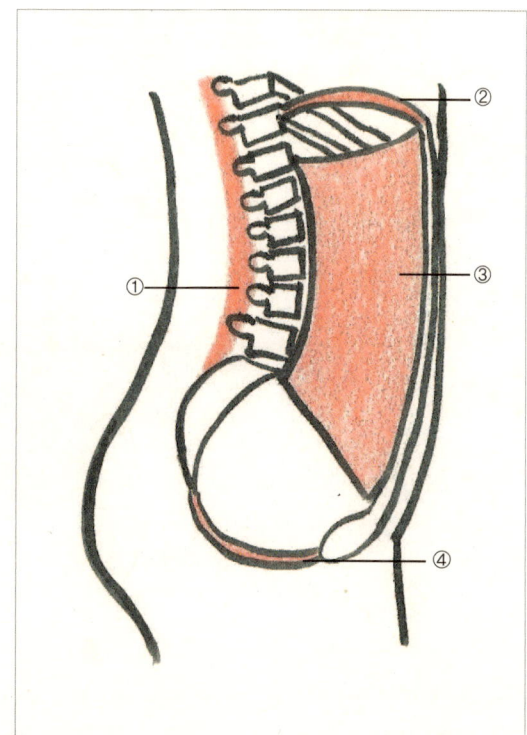

| 4개 심부 코어

❶ 다열근: Multifidus
❷ 횡격막: Diaphragram
❸ 복횡근: Trensvers abdominis
❹ 골반저근: Muscles of pelvic floor

특별한 바디 네트워크: 근막 Fascia

　근막은 근육을 싸고 있는 막이다. 근막은 근육의 가장 기초단위인 근섬유(근세포) 한 가닥에서부터 근섬유 다발, 근육까지 감싸며 긴밀한 바디 네트워크를 형성한다. 근막은 커다란 슈트로 비유되기도 하는데 이 특별한 슈트는 외부를 감싸는 데 그치지 않고 근세포 단위까지 속속들이 연결되어 몸 전체와 부분을 긴밀하게 연결한다. 인체의 고유 공간을 회복하는 데 근막은 중요한 요소가 되며 근막이 이루는 네트워크는 매우 섬세하면서 상호 역동적이다. 그래서 사소해 보이는 손가락의 긴장이 호흡에도 영향을 주는 것이다. 호흡은 근막에 전체적인 변화를 주며 호흡에 따라 전체 관절과 근육, 근막은 미세한 움직임을 반복하는데 이 리듬은 근막에 쌓인 비틀린 긴장 해소를 돕는다. 호흡이 '형태(체형)의 기관'으로 불리는 '근막'에 변화를 준다는 점에서 리스토러티브 요가를 통해 체형교정 효과 역시 기대해 볼 수 있다.

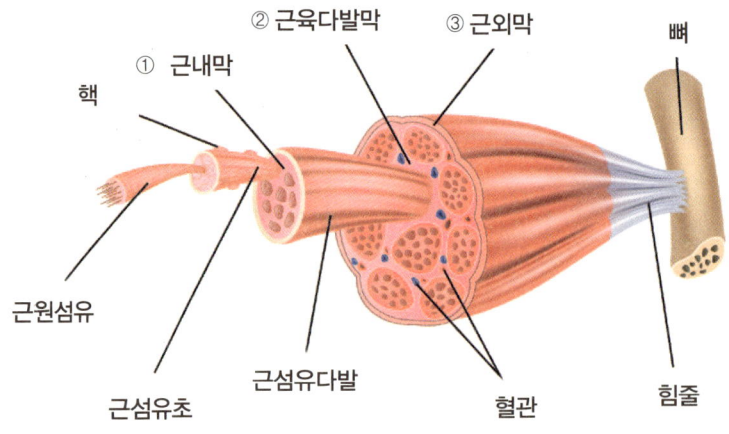

| 근육과 근막

근육세포인 근섬유는 근내막(①)으로, 근섬유의 묶음다발인 근육다발은 근육다발막(②)으로, 근육 전체는 근외막(③)으로 감싸져 있다. 이 섬유막들이 근육의 양쪽 끝에 모여 굵은 힘줄(건)을 형성하고 뼈에 부착된다.

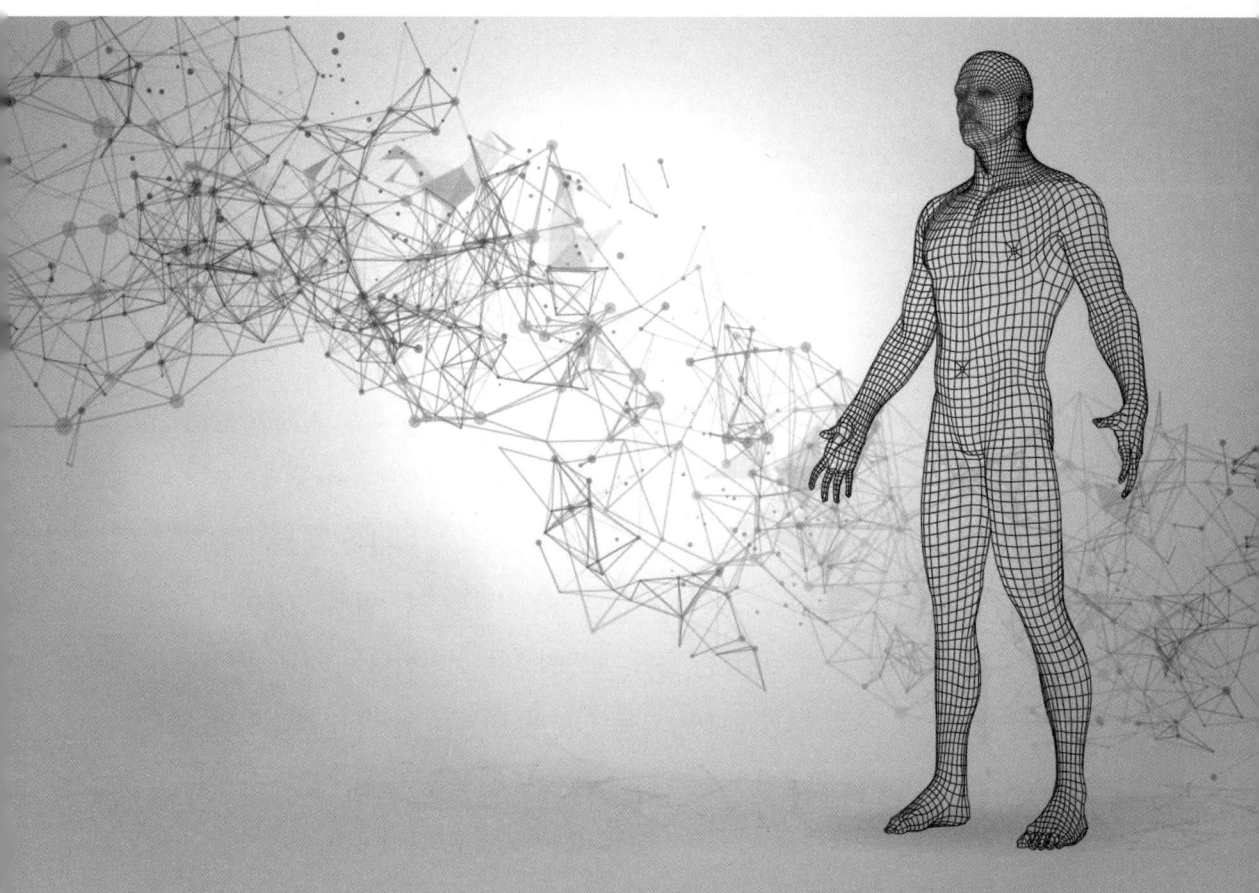

| 바디슈트

정적이고도 역동적인
리스토러티브 요가

    한 자세를 오래 유지하는 리스토러티브 요가는 겉보기엔 매우 정적인 요가가 분명하다. 그러나 역설적이게도 가장 동적인 요가이기도 하다. 한 동작 내내 부드럽고 충만한 호흡이 매 순간 전체적으로 일어나기 때문이다. 만약 몸 전체 관절에 고유한 방향과 연결이 살아 있다면 횡격막의 리드미컬한 파동은 몸 전체로 퍼져 나간다. 근막 네트워크를 터치한다는 것은 근세포, 내부 장기, 뼈, 관절 하나하나에 모두 영향을 미치는 일이다. 리스토러티브 요가는 크고 강한 근육을 쓰는 역동성은 없지만 호흡의 섬세한 역동성이 전체를 아우른다. 그래서 리스토러티브 요가가 매우 정적이면서도 가장 역동적인 요가라는 역설적인 설명이 가능하다.

soma study : 폐(Lung)

폐는 늑골 1번과 쇄골을 지나 쇄골 위 2~3cm까지 올라와 있고 이것이 폐첨apex을 이룬다. 폐는 흉곽 내의 가장 큰 기관이지만 성인의 경우 약 500~600g 정도로 가벼운 구조를 가지고 있다. 풍선처럼 폐가 펴지는 것을 폐 탄성이라고 한다. 제한된 늑골 움직임은 흉강의 공간변화를 방해한다. 평소 우리는 폐 첨부, 중간 영역, 폐 기저로 이뤄진 폐를 전체적으로 활용하지 않는다. 그 결과 우리는 매우 짧고 제한된 호흡패턴을 가지게 된다. 흉골과 늑골의 움직임을 방해하는 몸통의 긴장을 해소한다면 호흡이란 무엇인지를 자연스럽게 배울 수 있다. 이를 위해 볼스터를 이용한 몸통의 회복자세를 규칙적으로 행하면 좋다.

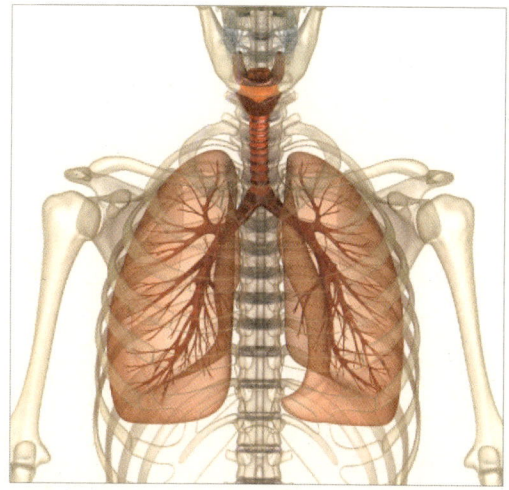

| 폐

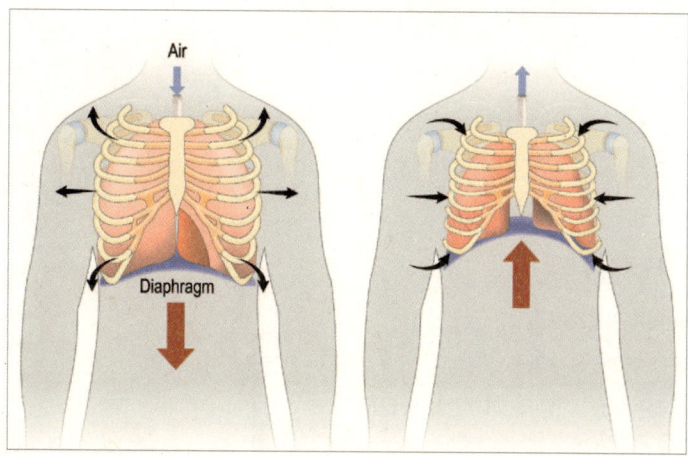

| 흡기와 호기

soma study : 흉근(가슴근)의 긴장 녹이기

흉근은 불안, 위기와 같은 감정적 스트레스를 느낄 때 수축하며 중요한 신체부분을 보호하려 한다. 그런데 만성적으로 단축된 흉근은 위험하지 않은 상황에서도 불안경보시스템을 작동시킨다. 흉근이 편안한 상태라면 불안경보가 필요할 때 상황에 민첩하게 반응하게 하며 필요치 않을 때 작동을 멈추어 안정감을 준다.

흉근 중 대흉근은 쇄골(빗장뼈), 흉골(복장뼈)에 연결되어 가슴 앞면을 덮어 준다. 대흉근 아래는 작은 소흉근이 위치한다. 만약 흉근이 긴장된다면 몸통은 구부정해지고 가슴 공간은 좁아진다. 호흡리듬이 사라진 흉근은 딱딱한 갑옷처럼 가슴을 억눌러 호흡 시 쇄골, 늑골, 흉골의 규칙적인 움직임을 방해한다.

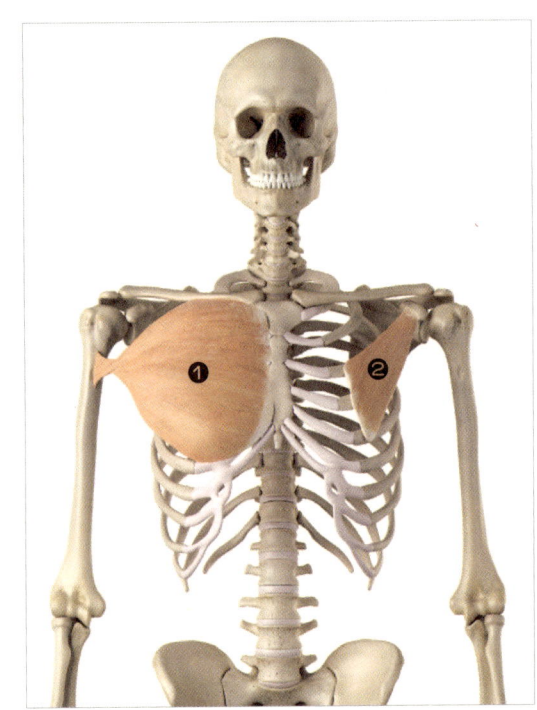

| 대흉근과 소흉근

❶ 대흉근(큰가슴근)

❷ 소흉근(작은가슴근)

: 굽은 어깨, 거북목, 어깨관절 불안정, 팔 저림의 주요 원인이 된다.

soma study : 펌프와 버킷 핸들 모션

흉골과 상부 늑골은 펌프식 수도 손잡이의 움직임과 닮았다고 하여 펌프 핸들 모션pump이라 부른다. 숨을 마실 때 앞과 위로 움직인다. 하부 늑골은 양동이의 손잡이 움직임과 닮아 버킷 핸들 모션bucket으로 표현한다. 숨을 마실 때 옆과 위로 움직인다. 몸통을 에워싼 조이는 긴장이 해소된다면 이 모션들은 억지로 만들어 낼 필요가 전혀 없다. 자연스럽게 일어나기 때문이다. 이를 위해 차근차근 리스토러티브 요가를 수련해 본다.

| 흉곽의 호흡리듬

❶ 펌프핸들모션
❷ 버킷핸들모션

1

2

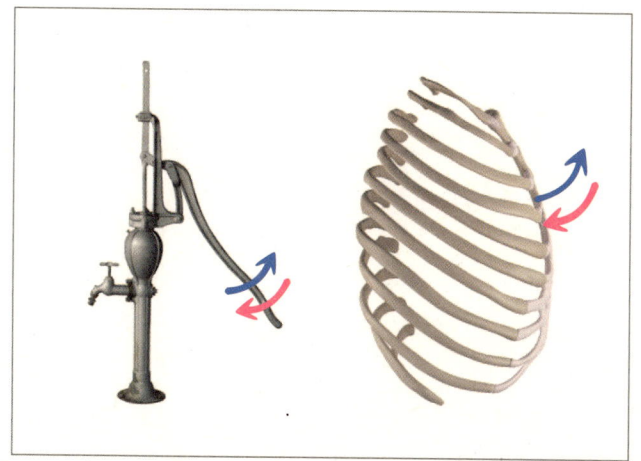

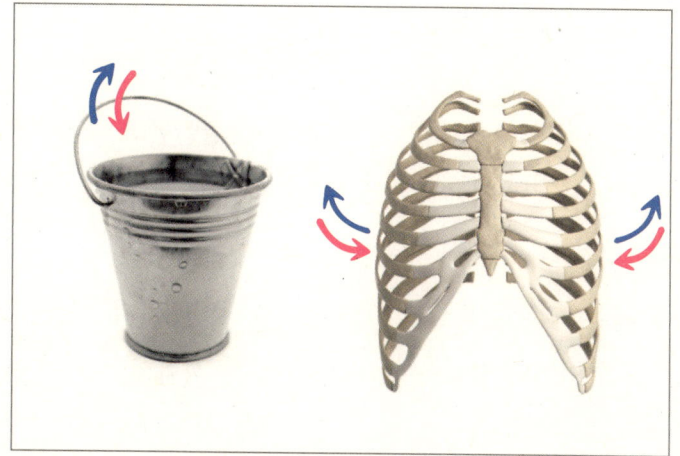

호흡을 늘 고요히 할 수 있나요?

생각처럼 감정도 에너지다. '이 감정은 무엇이다'라는 해석을 달기 이전에 감정은 그 자체로 '순수한 에너지'다. 호흡은 감정을 반영하기에 다양한 감정에너지를 따라 변화된다. 변화되는 호흡 리듬을 의식적으로 경험해 볼 때 감정에너지는 억압되지 않고 조화롭게 사용된다. 그래서 불안하고 떨릴 때 호흡을 고요하게 만들려고 억지로 노력하기보단 불안한 리듬에 맞춰 빠른 호흡을 적극적으로 해 보는 것도 좋다. 누군가는 호흡을 항상 깊고, 고요하게 해야 한다는 기준을 스스로 만든다. 살면서 고요한 호흡을 변함없이 유지하기란 원래 불가능하다. 리스토러티브 요가 수련에서도 마찬가지로 이러한 생각을 내려놓는다.

> "프라나(prana, 기에너지)와 마나스(manas, 마음)가 하나가 될 때 말로는 표현할 수 없는 기쁨이 뒤따른다."
>
> - 하타 요가 프라디피카 4장 30절

판단하지 않음 non-judgement

리스토러티브 요가를 심도 있게 수련할수록 점점 중요해지는 원리가 바로 '판단하지 않음'이다. 우리는 흔히 편안함과 개운함은 더 맛보고 싶어지고 불편한 긴장감은 문제로 여겨 원인을 분석·해결하여 편안함에 빨리 도달하려 한다. 이러한 충동들은 수련할수록 더 자주 만나게 된다.

우리는 감각들의 좋고 나쁨을 분류 작업하는 데 익숙하다. 경험을 분석하고, 느낌에 의미와 해석을 많이 부여해 온 사람일수록 이 패턴에 빠지기 쉽다.

리스토러티브 요가에서는 감각들을 좋고 나쁨으로 판단하기를 멈춰 본다. 이때 감각의 양상과 해석도 미묘하게 달라진다. 이는 감정에도 해당된다. 감정을 판단하고 분류하기보다 더 중요한 것은 '감정이 무엇이고 어떻게 생겨나는지'를 아는 것이다. 존 웰우드는 슬픔과 만족은 '가득 참'이라는 같은 어원에서 나왔다고 말한다. 실제로 슬픔을 느낄 때는 울컥하는 뭔가가 가슴에 가득 찬다. 만족감을 느낄 때는 뿌듯한 뭔가가 가슴에 가득 찬다. 슬픔과 만족은 어쩌면 동일한 에너지에서 파생되었다고 볼 수 있다.

한편 생물학자 르네 뒤보는 삶을 이루는 근본적 생동감에서 모든 감정과 정서가 생겨난다고 말했다. 좋은 감정, 나쁜 감정이라 이름 붙이기 전에 모든 감정이 삶의 근원적인 생명력에서 일어나는 일렁임이라고 보기 때문이다. 모든 감정을 인간이기에 경험하는 생동함 그 자체로 본다. 이러한 시선을 통해 감정과 감각을 판단하려는 마음의 충동들은 어떻게 경험될지 살펴보자.

"붓다는 많은 말은 하지 않았지만, 그 말에는 모든 가르침이 함축되어 있었습니다. '볼 때는 봄만 있고, 들을 때는 들음만 있다. 냄새를 맡을 때, 맛을 볼 때, 만질 때는 단지 냄새를 맡음, 맛을 봄, 만짐만 있다. 인식할 때는 오직 인식만 있다.' 감각을 경험하는 여섯 기관 중 어떤 것이라도 접촉이 일어날 때 어떤 평가도, 조건화된 지각도 없어야 됩니다. 일단 지각이 경험을 좋다 나쁘다로 평가하기 시작하면, 그 사람은 오래된 맹목적 반응들 때문에 세상을 왜곡해서 보게 됩니다. 모든 조건화로부터 마음을 자유롭게 하려면, 과거의 반응을 바탕으로 평가하는 것을 멈추는 법과 '평가와 반응'하지 않고 알아차리는 법을 배워야 합니다. 이 수도자는 마음이 매우 순수한 상태였으므로 이런 짧은 설명만으로도 그에게 충분했습니다. 그는 길의 가장자리에 앉아 몸의 실체에 주의를 집중했습니다. 평가하지 않고 반응하지 않고 그는 자신 내부의 변화 과정을 그저 관찰했습니다."

- 『고엔카의 위빳사나 명상』 윌리엄 하트

감정
(emotion)

느낌
(feeling)

감지된 감각
(felt sense)

근원적
생동감

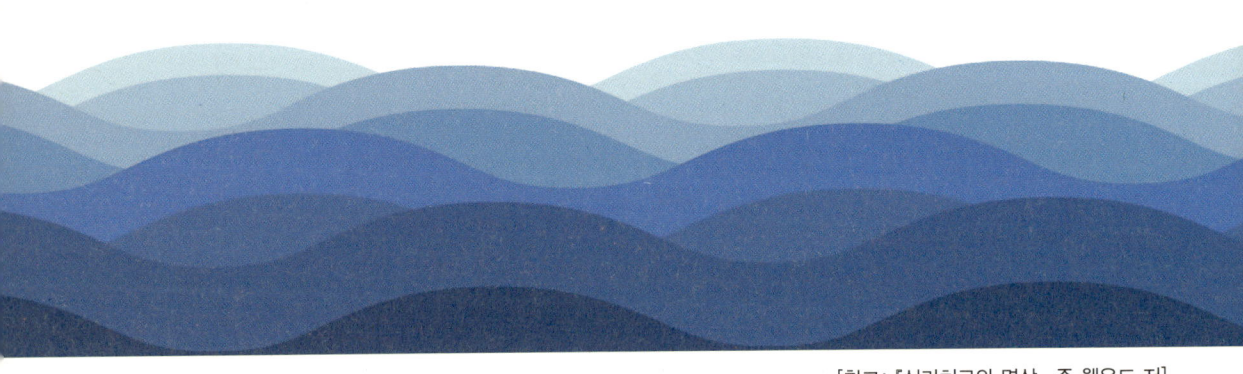

감정이라는 근원적인 생동감

[참고: 『심리치료와 명상』, 존 웰우드 저]

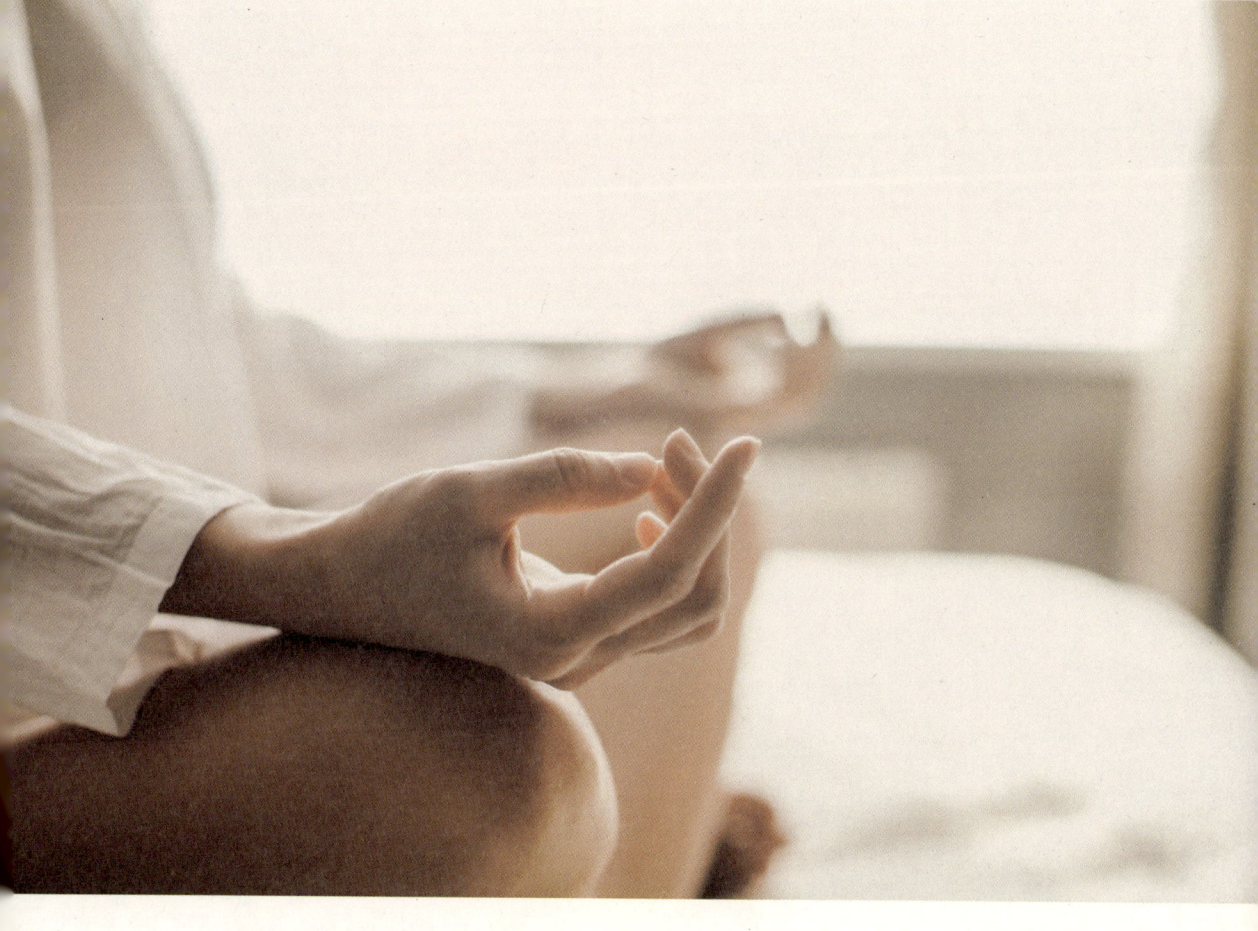

PART 07

회복요가 시작과 마무리

Episode

리스토러티브 요가의 과정에서는 앉기, 눕기, 엎드리기, 서기가 이뤄진다. 이것은 중요한 기초동작이다. 기초동작이 잘못되면 응용동작에도 문제가 생긴다. 때문에 이 자세들은 너무도 단순하지만 평소 습관대로 대충 해서는 안 된다. 좋은 습관을 새롭게 익히는 과정은 불편하다. 나쁜 습관도 익숙한 상태라면 편하게 느껴진다. 이성적으로는 습관의 좋고 나쁨을 판단할 수 있어도 몸은 익숙하고 편안한 것을 옳다고 여기고 기존의 습관을 자기도 모르는 사이에 자동 반복한다. 익숙한 움직임대로 따라가는 것이 과연 올바른 움직임인지 합리적인 의심을 품어봐야 한다. 앉기, 눕기, 서기는 간단해 보이는 움직임이지만 그 바탕에는 개인의 과거 역사, 생각, 믿음, 심리적인 문제들이 엉켜있다. 무의식은 움직임에 반영되며 움직임은 보여지는 무의식이라고 할 수 있다. 그래서 이 단순한 움직임을 다룬다는 것은 실제로는 인간 전체를 다루는 것이며 한 인간의 과거, 현재, 미래까지도 다루는 어마어마한 작업이다. 그러한 만큼 다음의 동작을 행할 때 몸을 인지하며 보다 섬세하게 행하여 본다.

제로지점 감지하기
: 앉기 자세

리스토러티브 요가를 본격적으로 행하기 전에 먼저 수카아사나로 앉는다.(싣다아사나로 앉아도 좋다. 자신에게 편안하고 이로운 자세를 선택한다) 회복자세 이전의 '앉기 자세와 호흡'이 어떠한지 감지해 본다. 처음의 관찰된 정보들은 긴장이 해소release되는 과정을 명료하게 알려주는 지표가 된다. 처음의 관찰이 막연하고 부족해도 괜찮다. 수련이 점진적으로 쌓여 갈수록 미묘한 변화도 충분히 감지해 낼 수 있다.

하나의 회복 자세를 행한 후에도 앉기 자세를 잠시 취한다. 이는 몸과 호흡이 원래의 상태로 변화되는 과정을 이해하는 데 도움을 준다. 마치 저울을 0점으로 조율하는 과정이기도 하다. 저울이 0점일 때 그 위에 얹어지는 변화는 작지만 뚜렷이 드러나게 된다.

회복요가
시작과 마무리

기본 앉기

수카아사나(sukha: 행복, 편안한 자세) _

한 발의 뒤꿈치를 회음부 가까이, 그 앞에 반대 발을 두어 두 발뒤꿈치와 회음부가 하나의 선으로 정렬되게 앉는다. (가르치는 사람에 따라 수카아사나는 다소 다를 수 있다.)

싣다아사나(siddha: 완성된 자세, 명상자세) _

한 발의 뒤꿈치를 회음부 가까이 두고 그 종아리 위에 반대 발을 얹는다.

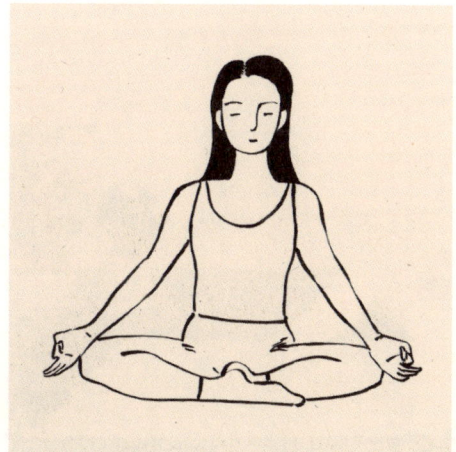
| 수카아사나

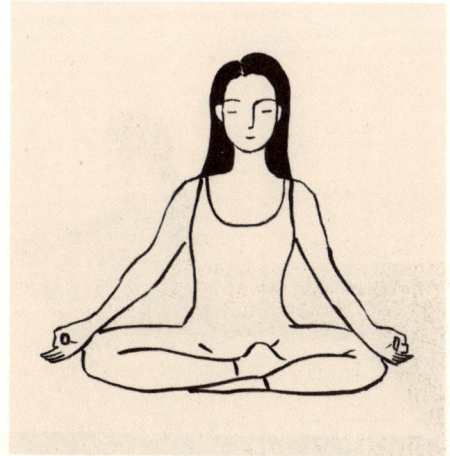
| 싣다아사나

눕기

척추를 바닥에 대고 누울 때 척추 하나하나를 바닥에 내려놓는다. 양 무릎을 세우고 양손으로 허벅지 뒷면을 잡는다. 척추를 길게 세웠다가 내쉬는 숨에 척추를 둥그렇게 말아 준다. 꼬리뼈에서부터 천골, 허리, 등, 목, 머리를 바닥에 차근차근 내려놓는다. 누운 후에는 골반과 척추를 충분히 그라운딩하여 제로지점에 놓아지도록 기다린다. 내쉬는 호흡에 한 다리씩 아래로 뻗는다. 두 다리를 동시에 펼칠 때 다리 위치와 허리에 좌우 편차가 생기곤 한다. 한 다리씩 호흡과 함께 뻗는 것이 중요하다.

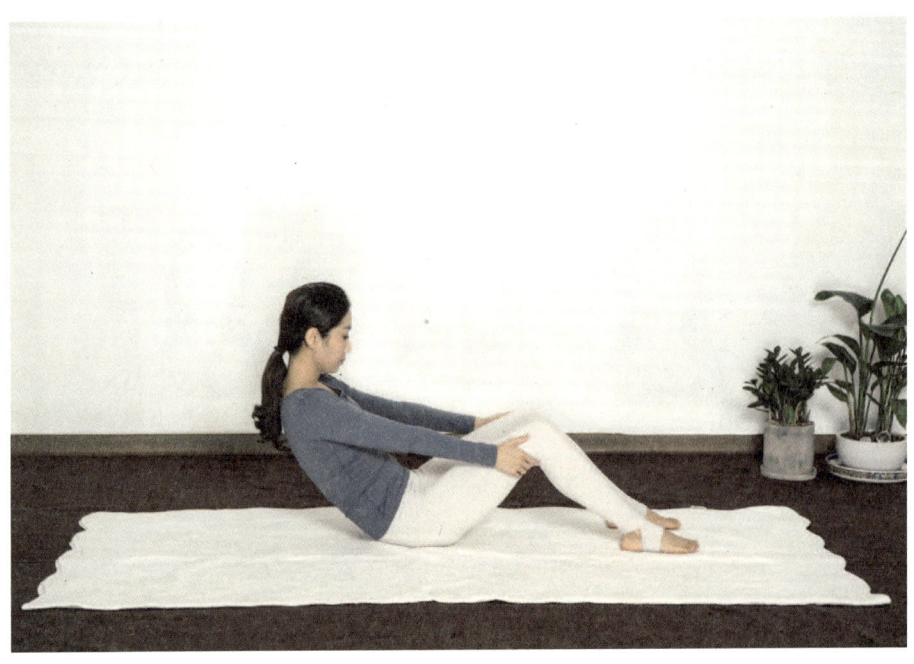

일어나 앉기

충분한 회복수련을 한 후 급하게 일어나기보다는 숨을 천천히 고른 후 손가락 발가락을 꼼지락 꼼지락 움직여 내 몸을 친절하게 일깨워 준다. 회복 자세를 단계적으로 마무리하는 것은 중요하다. 일어날 준비가 되었다면 양 무릎을 세우고 천천히 옆으로 돌아눕는다. 여기서 잠시 그라운딩한다.

실제로 머리와 골반 각각은 꽤나 무겁다. 머리와 골반 사이에 긴 척추가 위치해 있다. 머리가 척추 전체의 움직임을 리드하며 일어난다. 이는 척추 동물의 효율적인 움직임 원리이다.

일어나는 과정에서 성급해지지 않도록 주의한다. 한 손으로 바닥을 밀어낼 때 머리가 올라오고 오른 골반이 바닥 쪽으로 내려간다. 옆으로 누운 상태에서는 머리와 골반이 평행을 이루다 일어날 때는 골반이 바닥 쪽으로 무거워지고 머리가 공간 위로 떠오른다. 마치 시소처럼 말이다. 움직임 안에서 무게중심의 변화를 감지하며 일어나 앉는다.

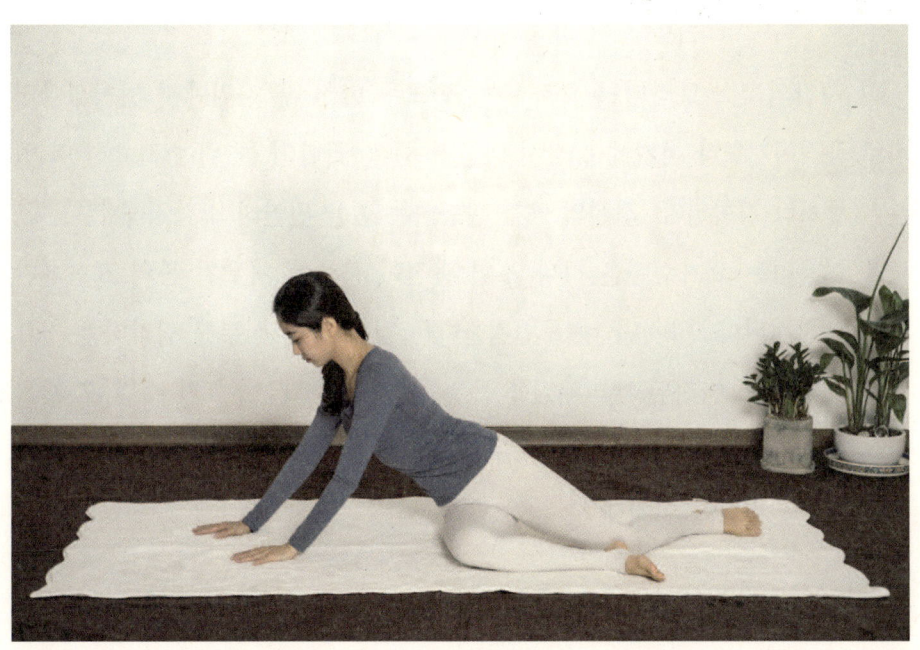

요가 마무리 후 앉기

나는 리스토러티브 요가 지도를 할 때 동작 하나를 마무리하고 나면 앉기 자세로 돌아가도록 안내하고 있다. 다음 회복 동작으로 바로 진행하기보다 기준이 되는 제로포즈에서 충분히 머물며 회복 자세 '이전의 앉기'와 '이후의 앉기'를 비교해 본다. 이 멈춤은 매우 중요하다. 이 순간 배우는 것들이 무척 많다. 몸, 호흡, 주변 공간이 새롭게 감지된다. 회복자세의 여운은 무척 신선하다.

사실 앉기 자세는 마스터하기 매우 어려운 동작이다. 척추를 바르게 편다는 목적하에 많은 사람들이 등과 허리를 젖혀 활처럼 만들곤 한다. 리스토러티브 요가는 이러한 불필요한 습관을 자제하게 한다. 몸의 긴장이 한 층 한 층 사라질 때 올바른 앉기는 저절로 일어난다.

일상으로 부드럽게 돌아가기

한 시간의 리스토러티브 요가 수련을 모두 마친 후 자리에서 일어섰다면 바로 움직이기보다 서기에서 잠시 머물러 준다. 골반이 물 위에 고요히 떠 있는 그릇처럼 경험된다. 전신의 뼈를 관통하는 힘을 편안하게 감지해 본다. 근력을 이용하는 요가수련을 하다 보면 관점이 근육에 치우쳐 몸의 표면에만 의식이 한정된다. 하지만 뼈를 인지한다는 것은 몸의 심부를 감각하는 것으로 몸과 마음의 안정된 뿌리내림을 돕는다. 리스토러티브 요가 수련 후 서기는 새로운 경험이 될 것이다. 소도구를 정리하거나 이동할 때도 마치 걷기명상을 하듯 발바닥을 인지해 본다.

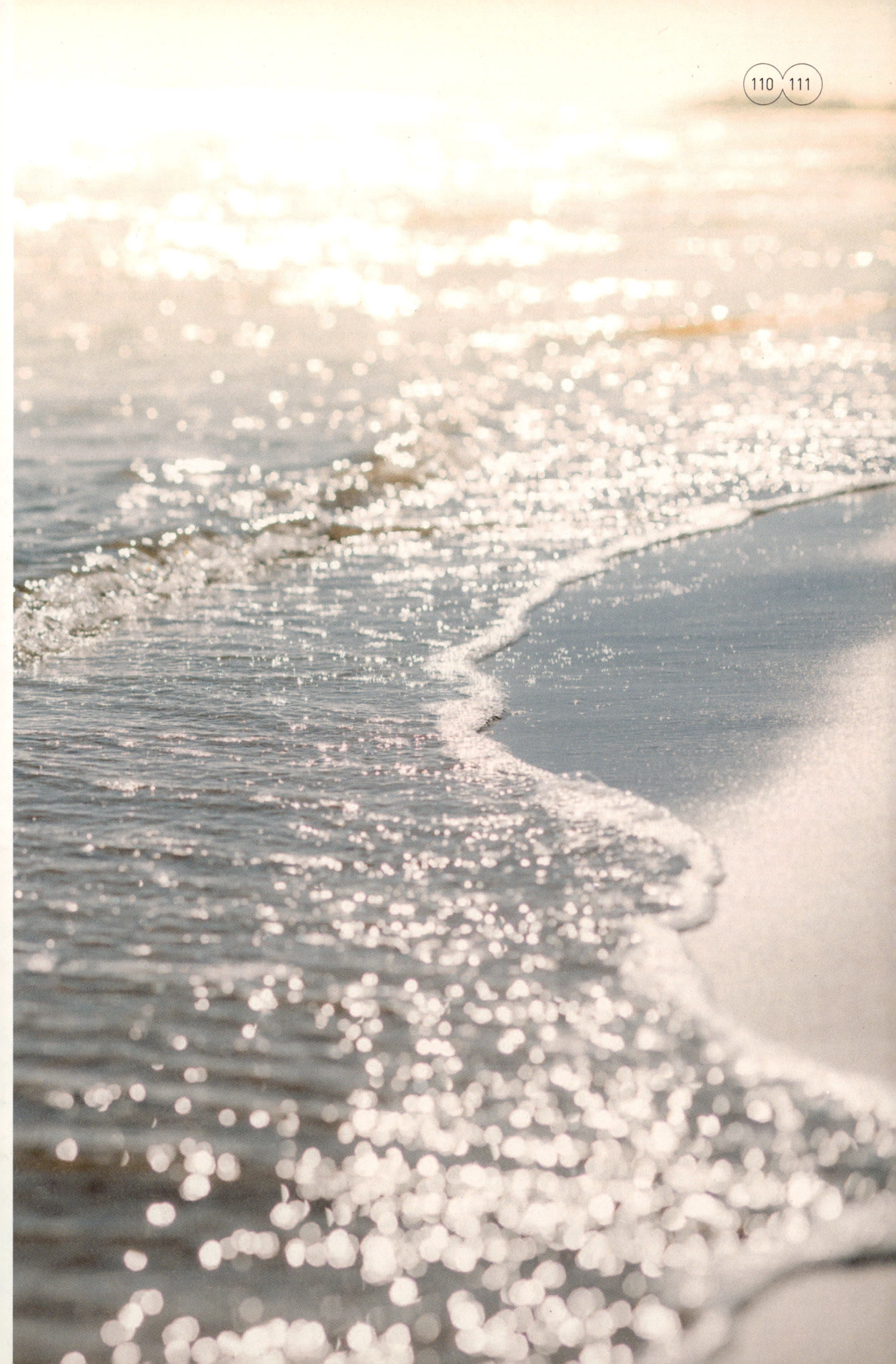

PART 08

리스토러티브 요가 도구 소개

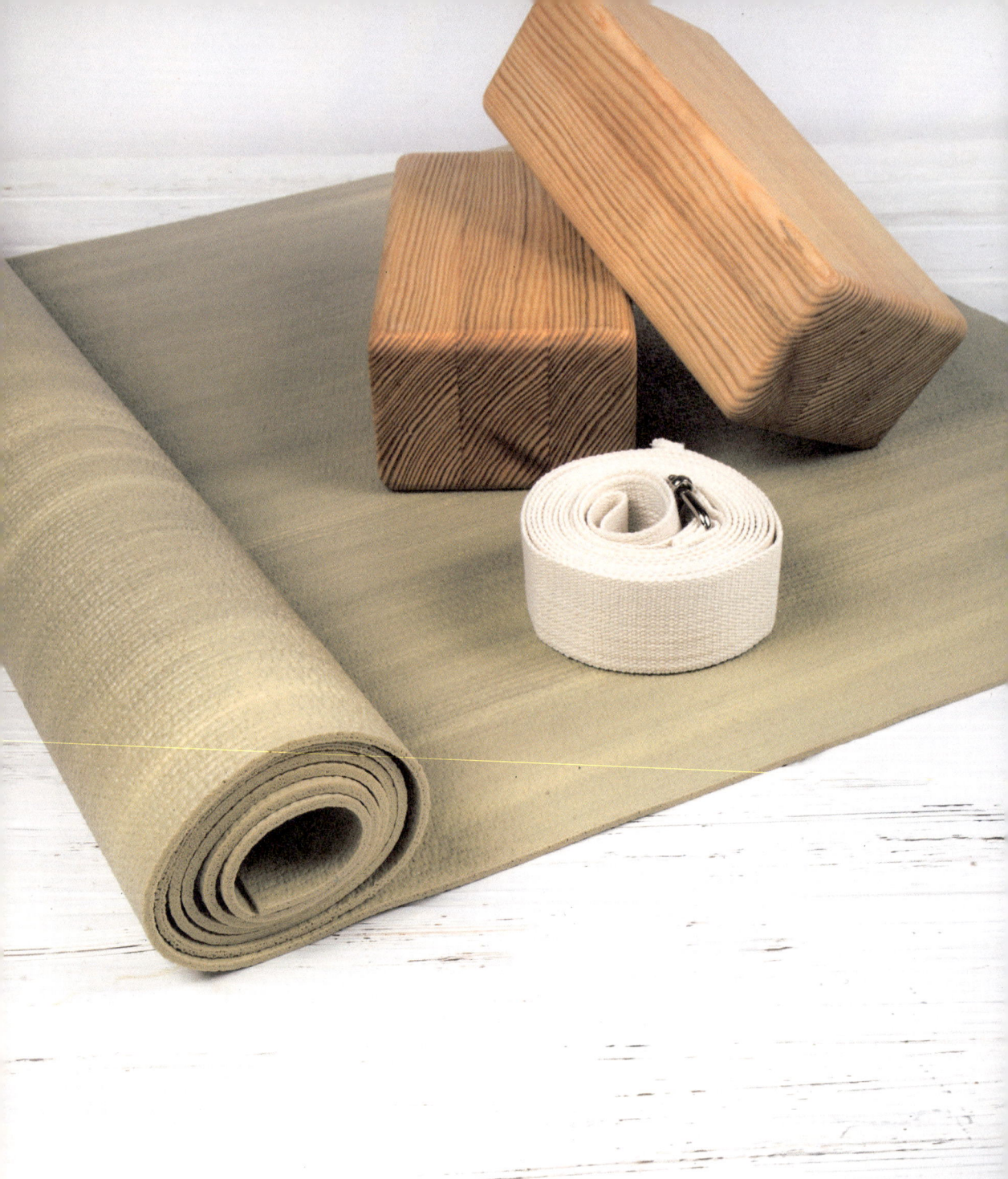

리스토러티브 요가에는 다양한 요가 소도구들이 이용된다. 볼스터(요가베개), 블록, 요가담요, 방석, 요가매트, 요가 벨트(스트랩), 아이필로우, 그래비티 프롭, 탄력 붕대, 발가락 방향교정구, 체어 등이 활용된다. 1가지의 도구만을 고집할 필요가 없다. 볼스터가 없다면 블록으로 대체하고 블록 대신 담요, 담요 대신 방석이나 집에서 쓰는 베개를 사용해도 좋다. 도구를 적절하고도 창의적으로 응용해본다.

리스토러티브 요가의 소도구

블록
Block

블록 가로두기

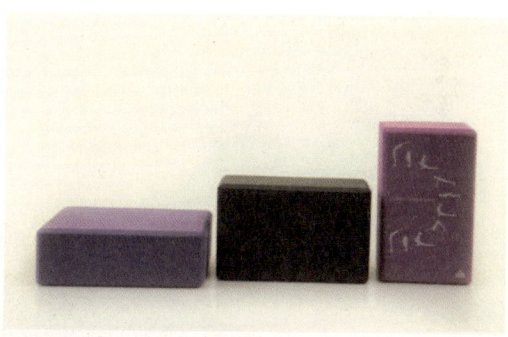

| 낮은 높이 – 중간 높이 – 높은 높이

블록 세로두기

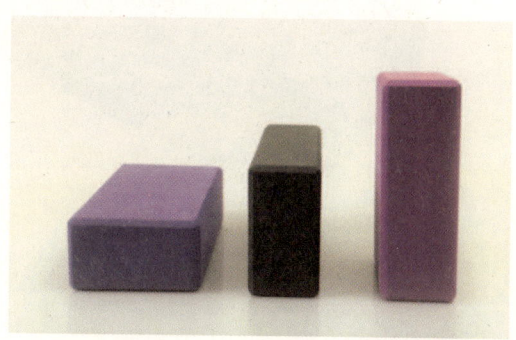

| 낮은 높이 – 중간 높이 – 높은 높이

볼스터
Bolster, 요가베개

볼스터의 모양과 높이, 둘레는 다양하다. 볼스터의 모양에 따라 몸에 닿는 면적과 받쳐 주는 높이가 다르기 때문에 쓰임은 다소 다르다. 크게 원형과 타원형 볼스터가 있는데 이 책에서는 타원형으로 통일하여 소개한다. 이 볼스터는 30x70cm 정도의 크기에 목화솜으로 내부가 단단히 채워져 있다. 볼스터는 체중을 모두 실어 기대도 형태가 유지되고 안정감을 줄 수 있어야 한다.

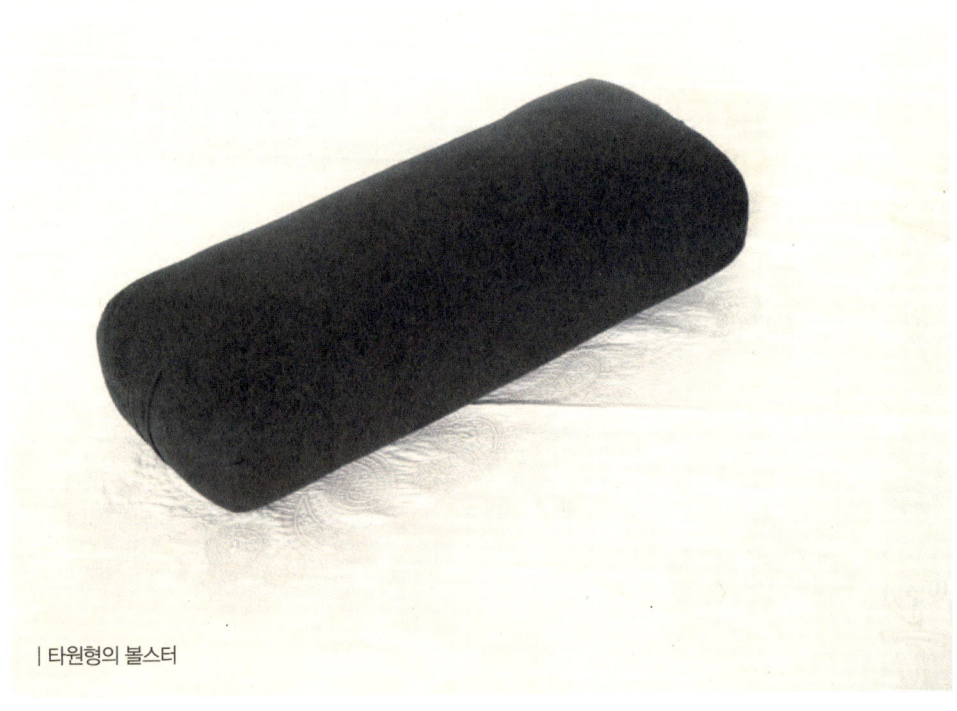

| 타원형의 볼스터

담요
Blanket

담요는 크게 접기(fold), 말기(roll)로 응용한다. 접은 담요를 쓸 때는 뭉치지 않도록 반듯하게 펴서 사용하고 끝부분이 지저분하지 않도록 단정해야 한다. 담요를 몸에 덮을 때도 구겨지지 않도록 고르게 펼쳐 덮어야 한다. 마치 스님들이 차 마실 때 다기와 천을 명상하듯 다루는 것과 같다. 담요 모양을 만든 후에는 담요를 손바닥으로 넓게 쓸어 정성을 담는다. 넓게 펼쳐진 담요가 피부에 닿을 때의 감촉, 무게감, 포근한 온기를 감지하는 것은 사소하지만 중요하다. 그렇기에 담요는 제2의 피부처럼 활용될 수 있다. 접은 담요로 눈과 귀를 덮어주는 것도 좋다. 마치 물속의 고요한 침묵과 같은 느낌이 든다.

직사각형

A: 가로선(연두색)
B: 세로선(노란색)

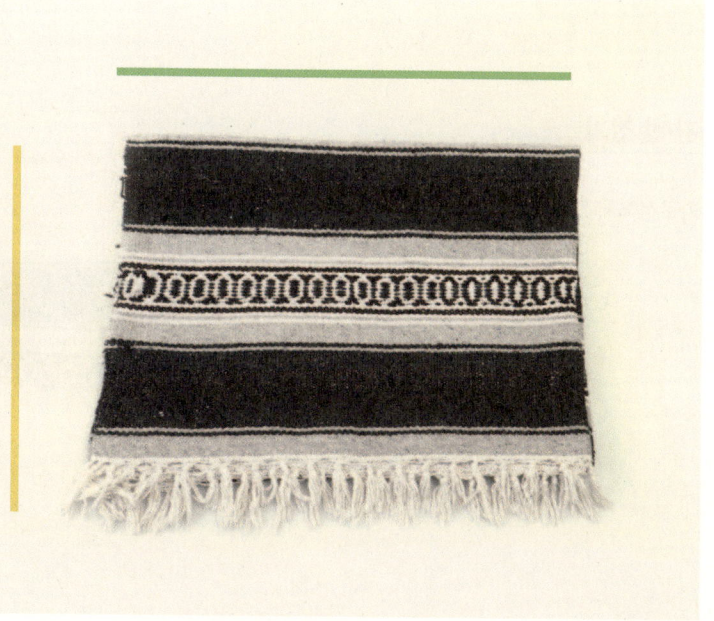

짧은 반 접기

세로선에서 그대로 반 접는다.

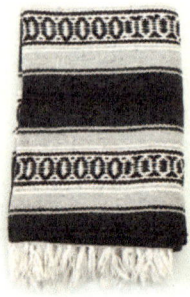

짧은 말기

세로선을 기준으로 돌돌 말아 준다.

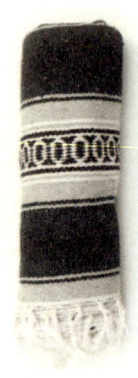

긴 반 접기

가로선에서 그대로 반 접는다.

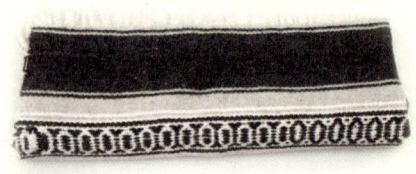

긴 말기

가로선을 기준으로 돌돌 말아 준다.

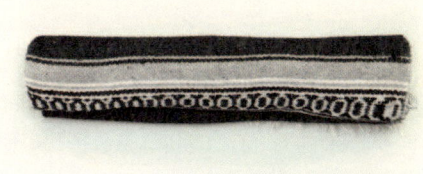

지그재그 접기

직사각형 담요를 3등분 하여 접는다. 한 방향으로 겹쳐 접는 것이 아니라 지그재그 모양으로 접으면 담요가 뭉치지 않고 깔끔하게 접힌다.

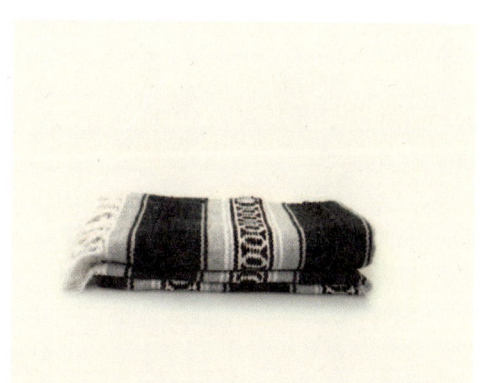

뒷목 받침 담요

직사각형 담요를 1/3~1/2정도만 돌돌 말아 뒷목에 받치고 나머지 부분은 뒷머리를 받친다. 지그재그 접기와 뒷목 받침 만들기에서 가로선과 세로선 중 어느 선을 기준으로 담요를 만들 것인지는 담요의 두께와 사용부위에 따라 정한다.

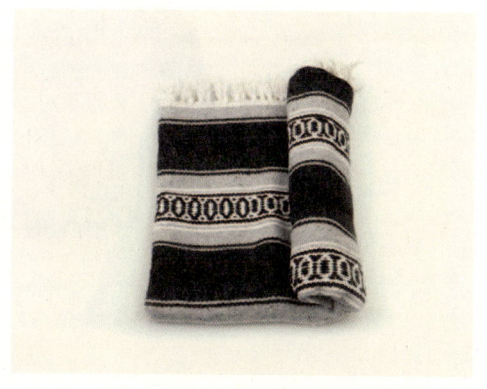

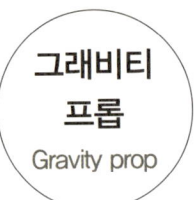

그래비티 프롭
Gravity prop

다양한 크기와 무게감 있는 도구들을 그래비티 프롭(prop: 도구)이라고 묶어 부른다. 아이필로우, 모래주머니, 팥주머니뿐만 아니라 담요, 일반 베개, 나무 소도구 등도 사용 가능하다. 아헹가 요가에서는 바벨 원판을 이용하기도 한다. 그래비티 프롭은 그라운딩 감각을 높여주는데 몸의 각 부분이나 관절에 얹어 사용할 수 있다. 리스토러티브 요가를 처음 접하여 바디 인지와 그라운딩 감각이 막연한 사람에게 매우 효과적인 도구이다. 몸 위에서 도구를 얹었을 때 미끄러지지 않도록 자른 요가매트나 고무패드를 받쳐주면 좋다.

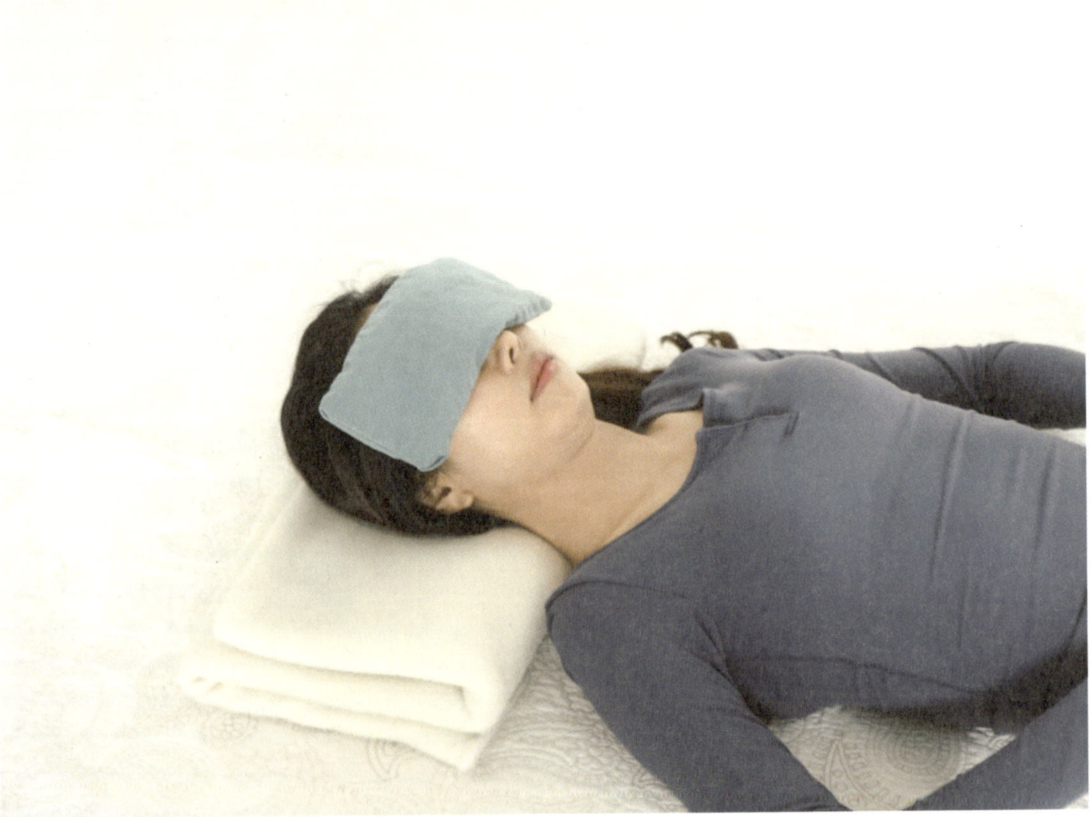

그래비티 프롭의 사용을 마치고 몸 밖으로 도구를 내려둘 때 일어나는 무게 해소감도 감지해본다. 만약 도구 사용이 호흡과 혈액순환에 방해된다면 언제든 몸 밖으로 내려놓는다.

약 30x20cm의 넓고 묵직한 필로우도 많이 사용되고 있으며 크기와 무게는 제품별로 다양하다. 아이필로우(눈베개)는 약 20x10xm 정도 되며 무겁지 않아야 한다. 눈을 감았을 때 네 손가락의 지문으로 눈꺼풀 위를 가볍게 접촉한 느낌과 비슷하다. 아이필로우가 너무 무거우면 눈의 휴식에 방해가 된다. 아이필로우는 눈의 그라운딩을 돕고 안와 주변의 혈액순환을 높여 준다. 시중 제품을 구매해도 좋고 팥이나 편백나무 칩을 이용해서 직접 만들어 사용해도 좋다.

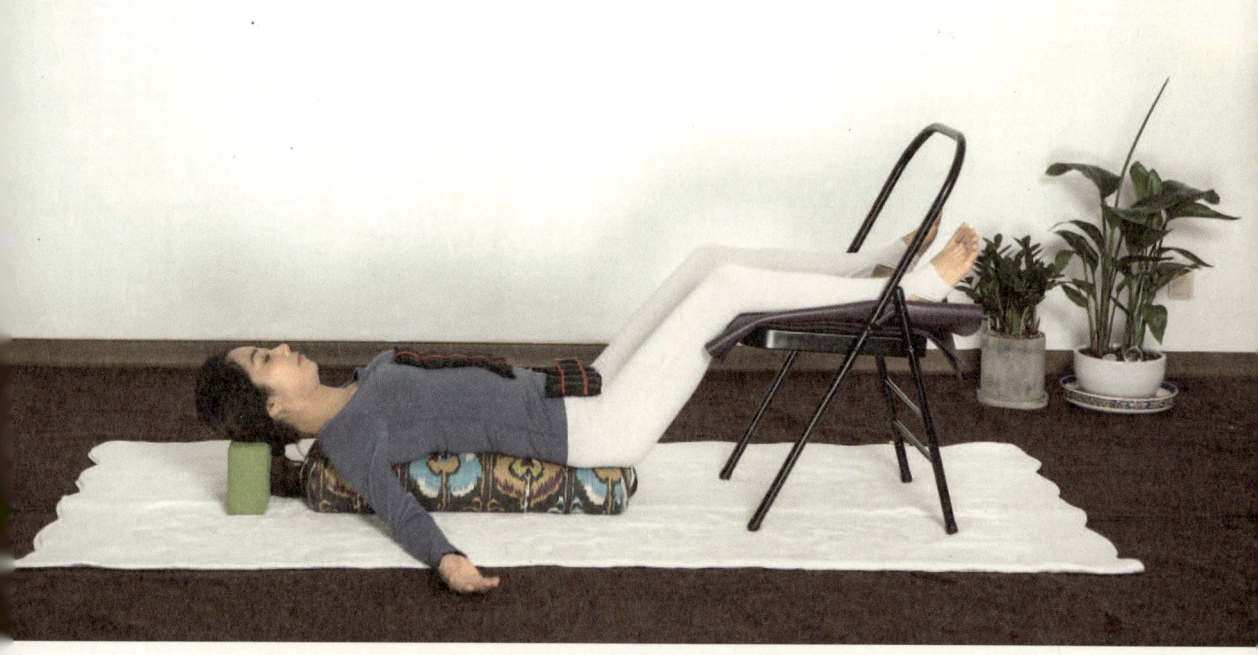

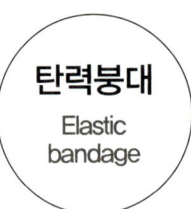

탄력붕대
Elastic bandage

　안와(orbit)는 눈이 위치한 공간으로 안으로 움푹 들어가 있다. 안구 근육, 눈물기관, 신경, 혈관이 함께 위치한다. 안와는 7개의 얼굴, 머리뼈가 만나 형성되기 때문에 안와의 긴장은 얼굴뼈, 머리뼈의 긴장과 연관된다. 눈 주변의 긴장은 눈물기관과 혈관에도 영향을 주어 잦은 눈 피로, 충혈, 안구건조의 원인이 되기도 한다. 핸드폰, 컴퓨터의 사용 시 눈은 제한된 거리로 고정된 채 과사용되곤 한다. 이는 눈 주변과 안구를 움직이는 근육에 많은 긴장을 준다. 도시인에게 눈의 긴장 해소는 중요하다.

　탄력붕대 사용법은 간단하다. 눈, 이마, 관자놀이, 머리를 붕대로 감싸 주면 된다. 붕대의 끝은 겹쳐진 붕대 사이로 넣거나 반창고로 고정한다. 붕대를 너무 강하게 감지 않도록 주의한다. 머리와 눈을 부드럽게 감싸 주는 정도면 충분하다. 탄력붕대의 적절한 압력과 함께 얼굴과 머리뼈의 섬세한 호흡리듬을 감지해 본다. 조이고 압박되는 눈의 긴장이 해소될수록 눈뿐 아니라 얼굴, 머리 전체가 상쾌해진다. 다크 서클과 눈주름 관리에도 좋고 자세 전체를 개선하는 데도 도움 된다. 아이필로우도 좋은 도구이지만 탄력붕대는 눈, 이마, 두피 전체까지 적용할 수 있어 보다 폭넓은 효과가 있다.

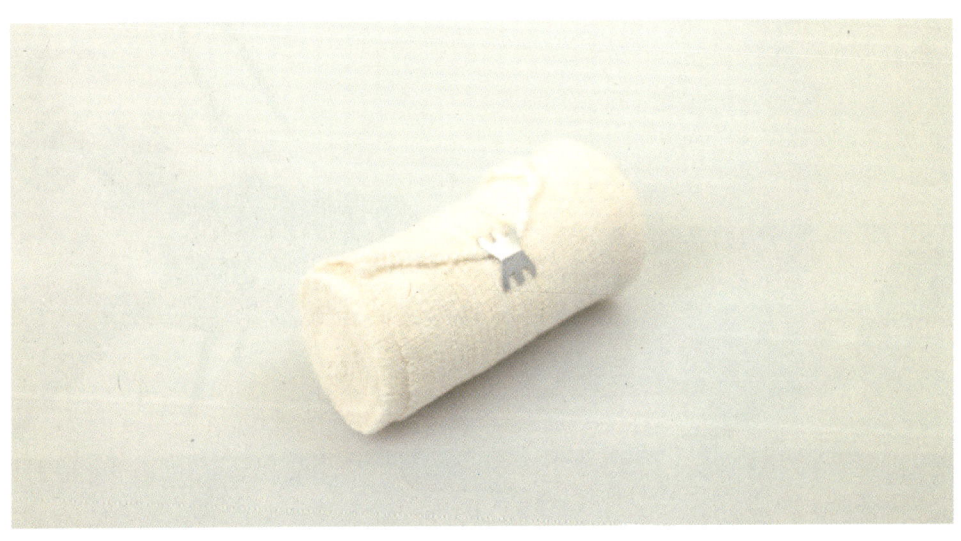

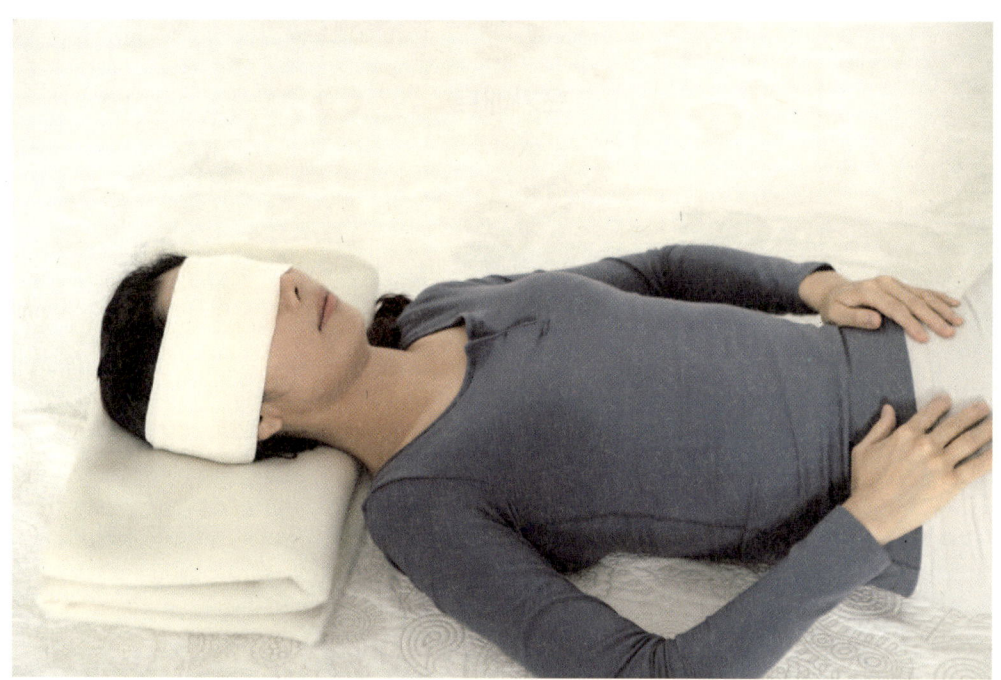

soma study : 감각의 방향

평소 우리는 B의 그림처럼 내 눈으로 외부를 본다고 여긴다. 하지만 눈은 외부자극을 감각하는 수용기이다. 실제로는 A의 그림처럼 감각 방향이 외부에서 눈으로 향한다. 감각의 방향에 따라 눈의 사용도 달라진다. 내가 보려 애쓰는 느낌보다 보이는 것을 확인하는 느낌은 어떤 차이가 있을지 탐험해 본다. 듣는 경험에도 적용해 본다.

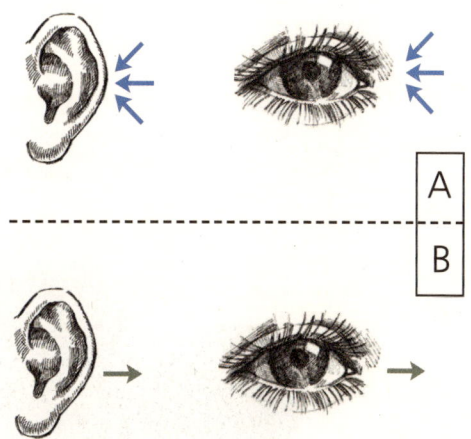

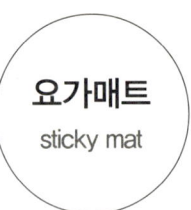

요가매트
sticky mat

바닥이 차갑지 않게 요가매트나 담요를 넓게 깔아 준다. 팔을 좌우로 넓게 벌리거나 옆으로 눕는 다양한 회복 자세에서 신체의 일부가 매트를 벗어나는 경우가 있다. 요가매트 개수가 여유 있다면 2장을 나란히 붙여 바닥면을 넓게 사용하거나 매트 위에 담요를 깔아 쿠션을 주어도 좋다.

요가매트는 바닥에 까는 용도 외에도 접거나(fold) 끝에서부터 돌돌 말아(roll) 롤매트로 사용 가능하다. 척추를 따라 길게 받치거나 팔다리 아래 받침으로 쓸 수 있다. 몸 위에 얹어 그래비티 프롭으로도 사용 가능하다.

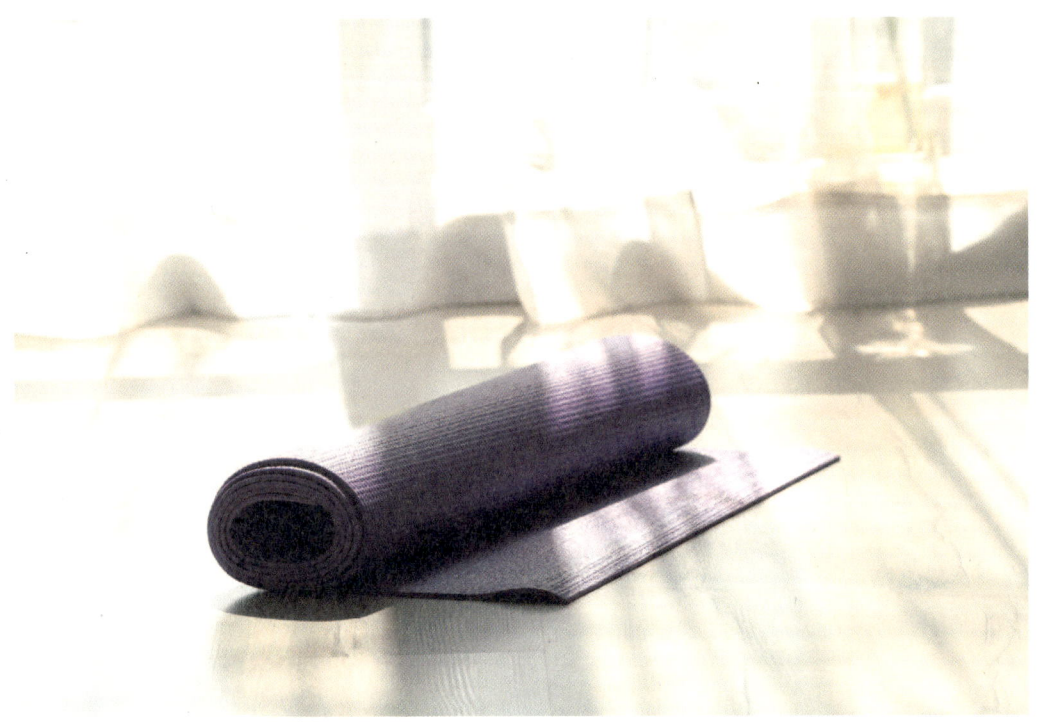

발가락 방향 교정구

발은 손과 달리 무게와 충격이 실리는 신체부위이다. 게다가 다양한 신발 형태로 인해 관절의 고유한 방향과 다른 힘들이 지속적으로 가해진다. 그래서 많은 압박과 긴장에 노출되고 관절 변형이 잘 생긴다. 리스토러티브 요가 중 손과 손바닥은 담요나 아이 필로우를 이용하여 긴장 해소를 수월하게 도울 수 있으나 발가락은 적용이 어렵다. 그래서 발가락 사이를 열어 주는 발가락만을 위한 회복도구가 필요하다. 발가락이 중심으로부터 길어지는 방향과 발가락 관절마디의 열림을 돕는다. 특히 무지외반증에는 반드시 필요하다. 발 변형이 없더라도 걸을 때 발가락 사용이 잘 인지되지 않거나 발 피로감이 높다면 필요한 회복도구이다.

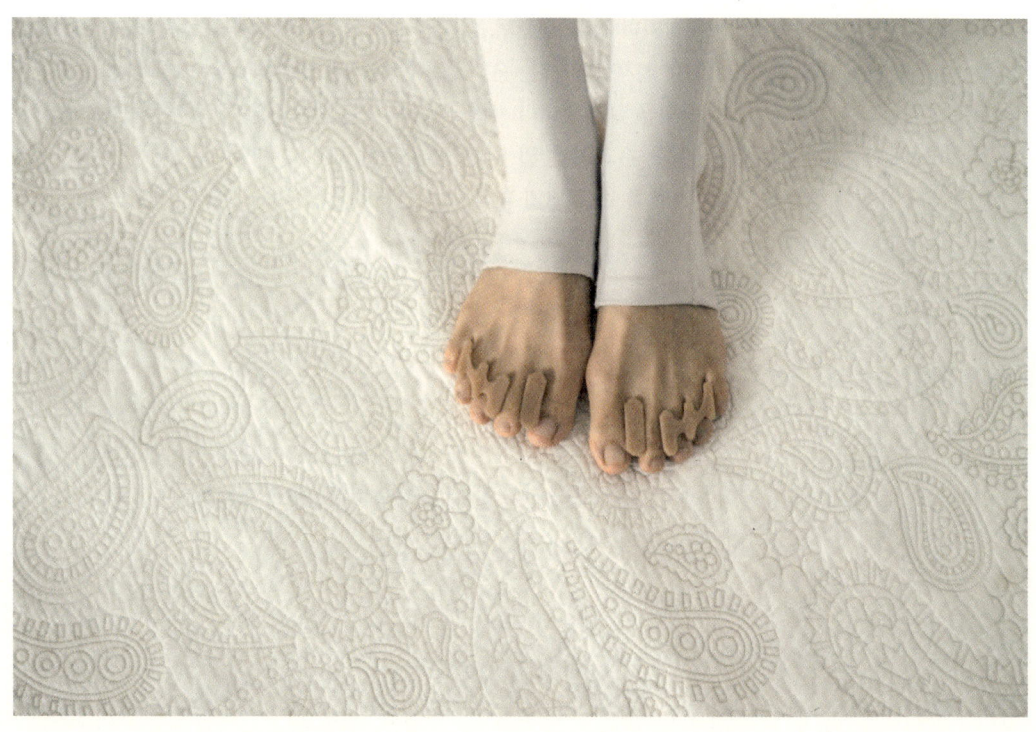

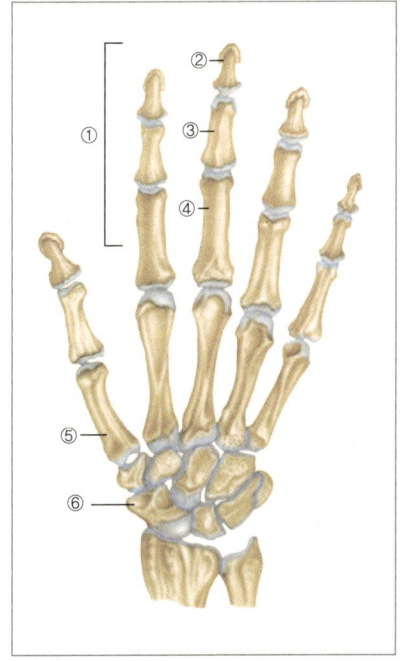 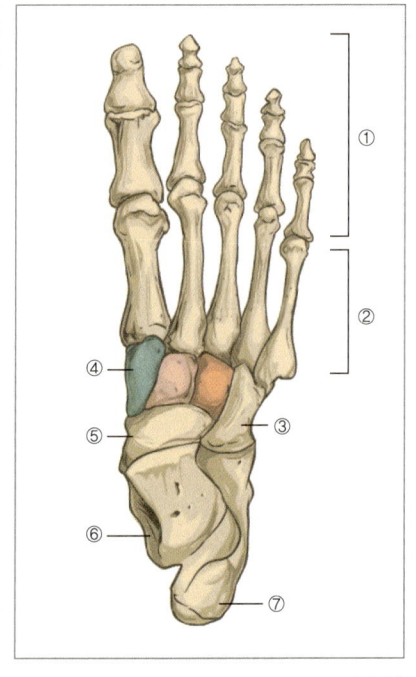

① 손가락뼈 ② 끝마디뼈 ③ 중간마디뼈
④ 첫마디뼈 ⑤ 손허리뼈 ⑥ 손목뼈

① 발가락뼈 ② 발허리뼈 ③ 입방뼈 ④ 쐐기뼈(3개) ⑤ 발배뼈
⑥ 목말뼈 ⑦ 뒤꿈치뼈

    손과 발은 작고 많은 뼈들로 구성되어 있다. 성인의 경우 인체 뼈가 206개인데 이 중 손과 발 뼈가 총 106개(발뼈 26개, 손뼈 27개)를 차지한다. 이는 손의 정교한 사용에 필요하며, 걷고 뛸 때 발을 구르는 움직임과 체중 분산, 신체 균형을 위한 것이다. 뼈와 뼈가 만나는 관절이 많다는 것은 변형이 쉽게 일어난다는 뜻이기도 하다. 게다가 손과 발은 일상에서의 사용이 많기 때문에 회복자세를 취할 때 손과 발의 휴식에 주의를 기울여야 한다. 손과 발의 휴식은 몸 전체의 휴식으로도 연결된다.

발 관찰하기

    발 좌우 차이를 눈으로도 비교해 보고 손으로도 구석구석 만져 보면서 발가락과 발바닥 전체를 관찰해 본다. 불필요한 굳은살이나 발가락 뼈 마디 변형 정도, 발가락 방향성을 살펴본다.

soma study : 손과 아래팔

그림을 보면 아래팔, 손바닥, 손가락이 연결되어 있다. 그만큼 긴장도 긴밀하게 주고받는다. 연결된 근육과 관절의 긴장 해소를 위해 담요로 아래팔과 손 전체를 함께 감싸 주거나 그래비티 프롭으로 적절한 무게감을 준다.

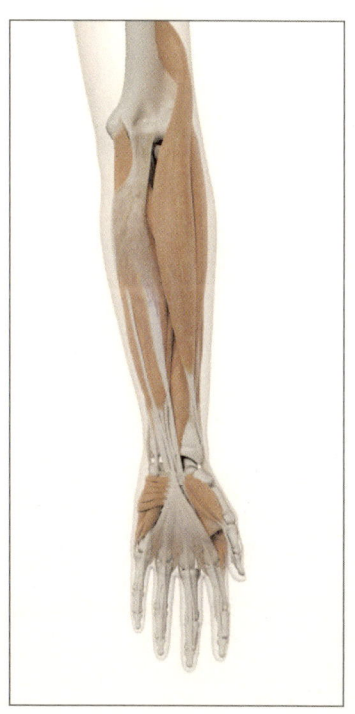 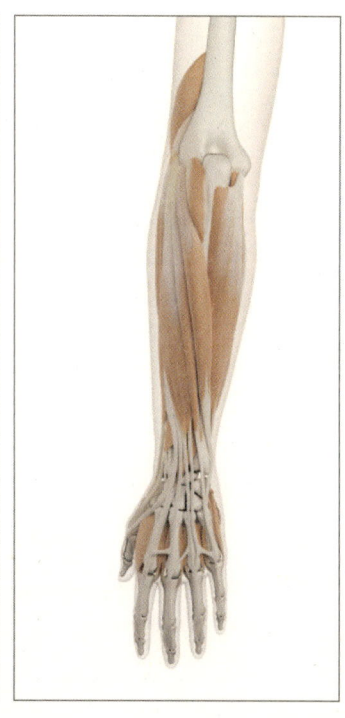

PART 09

리스토러티브 요가 실전편

LESSON 1-1

요가베개를 활용한
리스토러티브 요가

Heart & Breath

갑갑한 가슴은 편안하게
호흡은 달콤하게

흉부는 또 다른 큰 울림통이다. 아코디언이나 스루티박스에 달린 풀무처럼, 이것은 목소리의 풀무라고 상상하면 될 것 같다.

-실비아 나카쉬

물고기 자세

맏쓰야아사나

어깨가 굽고 새우등처럼 구부정한 경우 가슴은 무너지고 명치 부근과 폐, 위장에 많은 압박이 가해진다. 짧아진 몸의 앞면과 늘어난 몸 후면이 점점 불균형해져 자세 전체가 무너지게 된다. 이때 짧아진 몸의 앞면을 오픈하면 몸의 내부 공간이 새롭게 확보되어 장기의 순환을 높여 준다. 물고기 자세는 호흡과 체형에 긍정적인 변화를 준다.

Setting 볼스터 1개 (가로두기), 블록 1개 (낮은 높이, 가로두기), 담요

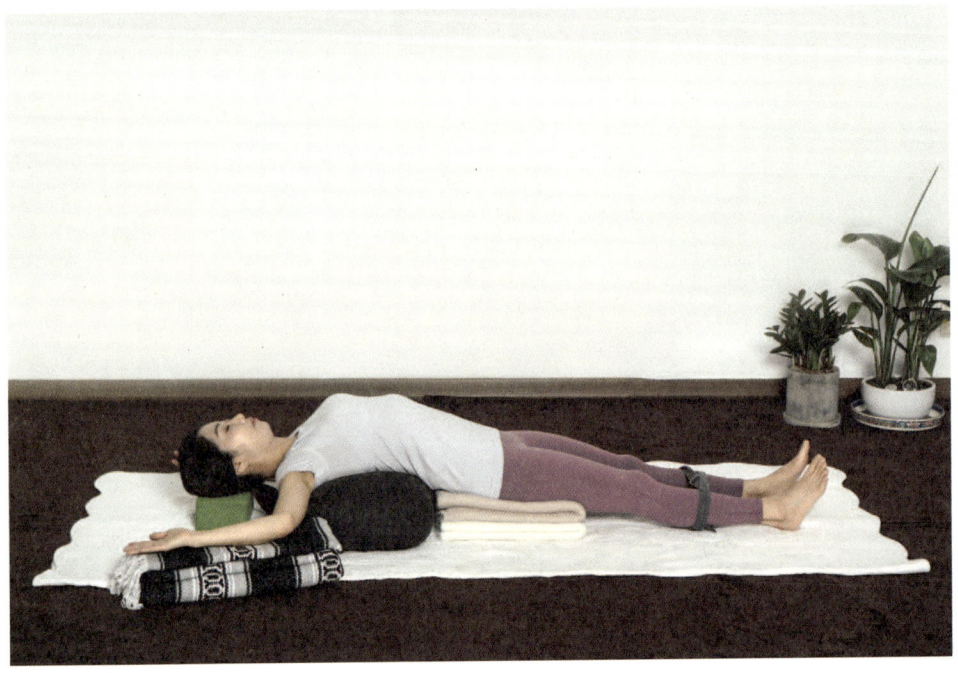

{How to}

1. 엉덩이 아래 접은 담요를 두고 양 무릎을 세운다.

2. 척추를 길게 펼치며 볼스터에 등을 대고 눕는다. 가슴을 활짝 열고 두 팔을 좌우로 넉넉히 하여 바닥에 둔다. 어깨는 볼스터 밖에 오게 한다. 머리 뒤에 블록을 받쳐 목과 머리를 편안하게 정렬한다. 턱 끝이 너무 들리거나 당겨지지 않게 하여 목의 앞과 뒤, 양 옆면을 조화롭게 한다.

3. 내쉬는 숨에 한 다리씩 아래로 뻗는다.

4. 마무리: 한 무릎씩 세우고 몸을 한쪽으로 돌려 자리에 앉는다. 수카아사나에서 몸과 호흡을 감지한다.

{Advice}

a) 자세를 유지하는 동안 팔이 저리다면 팔 아래에 담요를 받쳐 준다. 또는 팔을 몸통 위에 잠시 얹어 두어도 좋다.

b) 허리가 긴장된다면 무릎을 세운다. 하지만 두 무릎을 맞대어 기대지 않는다. 무릎을 맞대어 기댄 회복자세는 서혜부에 긴장을 준다.

c) 요가벨트로 종아리를 잡아주면 더욱 편하다.

체험후기_ "평소 어깨를 일부러 펴기 위해 어깨와 등에 힘을 주곤 했는데 이 자세 후에 앉아 보니 그럴 필요가 없네요. 가슴과 등이 자연스럽게 열리고 숨도 편해요."

soma study : 깊은 호흡을 위한 몸통의 긴장 녹이기

몸통은 흉강과 복강이라는 공간을 이루고 있는데 호흡을 할 때 이 공간들의 크기는 변화되고 고유한 호흡리듬이 일어난다. 몸통은 360도의 타원형을 이루며 여러 층의 근육과 근막으로 둘러싸여 있다. 내쉬는 숨이 충분히 비워지면 마시는 숨은 반사적으로 일어나는데 그때 몸통으로 밀려들어오는 숨을 허용하면 된다. 그런데 몸통을 둘러싼 근육과 근막이 비틀리고 긴장되어 있다면 흉강의 확장적인 움직임이 제한된다. 라지 사이즈 체형인데 억지로 스몰 사이즈 옷을 껴입은 것과 다를 바가 없다. 작은 옷의 조임이 이미 적응되어 의식되지 않을 뿐이다. 리스토러티브 요가로 몸통의 긴장을 녹여 차츰 깊어지는 호흡의 달콤함을 만나 보자.

옆으로 누운 반달자세
숩타 파르스바 아르다 찬드라 아사나

많은 사람들은 옆구리와 겨드랑이 아래 공간을 거의 의식하지 않고 생활한다. 인지는커녕 팔로 압박하며 스스로의 호흡을 억제하곤 한다. 평소 핸드폰을 사용했을 때를 떠올려 보면 이해하기 쉽다. 이 회복자세는 몸 측면의 호흡을 자유롭게 한다. 차츰 늑골이 볼스터 위에서 호흡을 따라 떠오르고 가라앉는 리듬을 경험할 수 있다. 또한 광배근 긴장으로 인한 허리 결림, 어깨 긴장, 체형 문제에도 도움을 준다.

| Setting | 볼스터 1개(가로두기), 블록 1개(낮은 높이, 가로두기), 담요 1~3개

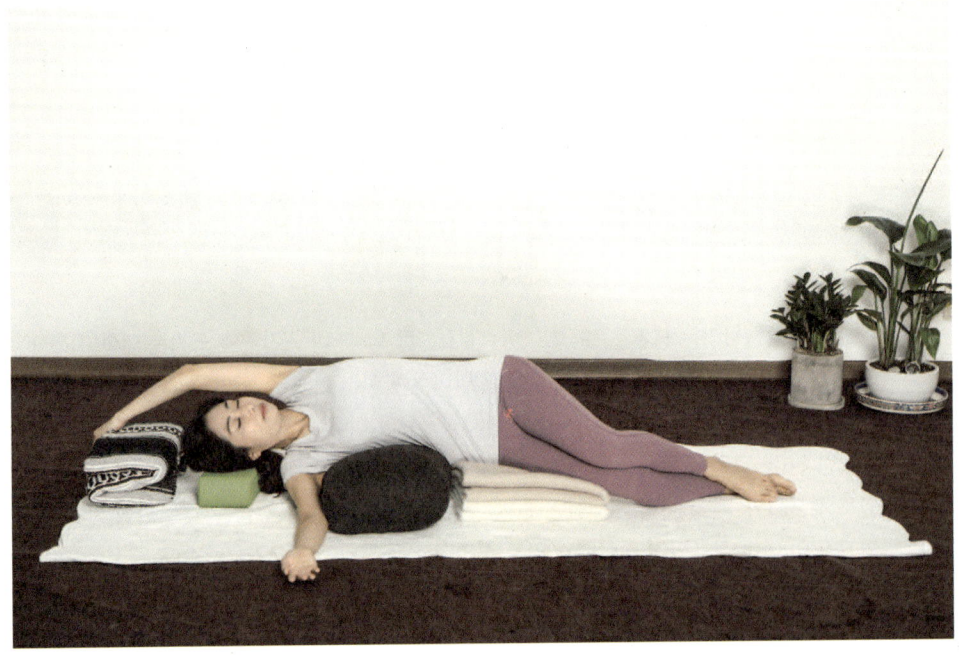

How to

1. 엉덩이 아래 담요를 받치고 두 무릎을 구부린다. 오른 옆구리가 볼스터 위에 오도록 옆으로 길게 눕는다. 머리 아래 블록을 받친다. 오른 어깨는 볼스터 밖에 두고 팔을 수평 앞으로 뻗는다.

2. 왼팔을 귀 옆으로 뻗고 손 아래 담요를 받쳐 왼 어깨를 비슷한 높이로 둔다. 왼팔은 머리보다 조금 뒤편에 둔다. 왼손을 도구 없이 바닥에 두어도 좋지만 손 아래에 블록 또는 담요로 받쳐주면 어깨가 한결 편안하다.

3. 마무리: 자리에서 일어나 수카아사나에서 몸과 호흡을 감지한다. 반대편도 동일하게 행한다.

Advice

a) 팔을 귀 옆으로 뻗고 유지할 때 어깨가 아프거나 팔 저림이 있다면 손을 얼굴 앞바닥이나 볼스터 위에 둔다.

b) 측만증의 경우 좌우 늑골을 관찰해 보면 늑골 사이 간격 또는 옆구리의 길이가 다르다. 평소 서 있을 때 몸통이 더 무너진 옆구리(어깨가 아래로 내려가고 늑골 사이 간격이 좁은 쪽)가 천정을 향한 자세로 더 오래 유지하거나 한 번 더 반복한다.

체험후기_ "그러고 보니 겨드랑이 아래를 평소에는 느껴 본 적이 없었네요. 이 공간을 발견할 수 있어서 새로워요. 팔도 길어지고 가벼워졌어요."

---

soma study : 광배근(넓은 등근)

넓은 망토처럼 몸 후면에 넓게 펼쳐져 있고 가장 표층에 위치한 근육으로 매우 파워풀한 힘을 발휘한다. 광배근의 한쪽 끝이 위팔에 부착되어 있어 팔을 머리 위로 뻗어 올릴 때 근육은 길어진다. 만약 근육 좌우의 긴장도가 다르다면 팔을 위로 뻗을 때 좌우 편차가 생긴다. 이 넓은 근육은 허리, 엉덩이까지 연결되어 있어 허리와 골반도 영향을 준다. 광배근의 긴장 해소와 좌우 균형은 어깨의 부드러움, 허리 골반의 균형에 좋다.

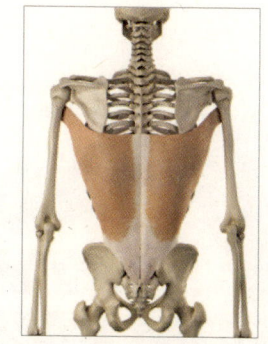

엎드린 척추회전 자세

바라드바자아사나

이 회복자세는 몸통(torso)의 긴장을 입체적으로 해소시킨다. 특히 볼스터에 맞닿는 가슴과 늑골의 긴장 해소에 효과적이다. 몸통의 공간회복은 폐의 기능을 향상시키며 폐와 연결된 대장, 피부, 면역력에 도움을 준다. 요가에서 회전동작은 척추의 피로감을 낮추고 활력을 높여 주는 것으로 알려져 있다. 회전된 몸통에서는 숨이 어떻게 채워지고 사라지는지 관찰해 보자.

Setting

볼스터 1개 (세로두기), 블록 2개(낮은 높이, 가로두기), 담요.
낮은 높이의 블록 2개를 나란히 두고 사이를 10cm 정도 벌려둔다. 그리고 그 위에 볼스터를 대각선으로 비스듬히 둔다.

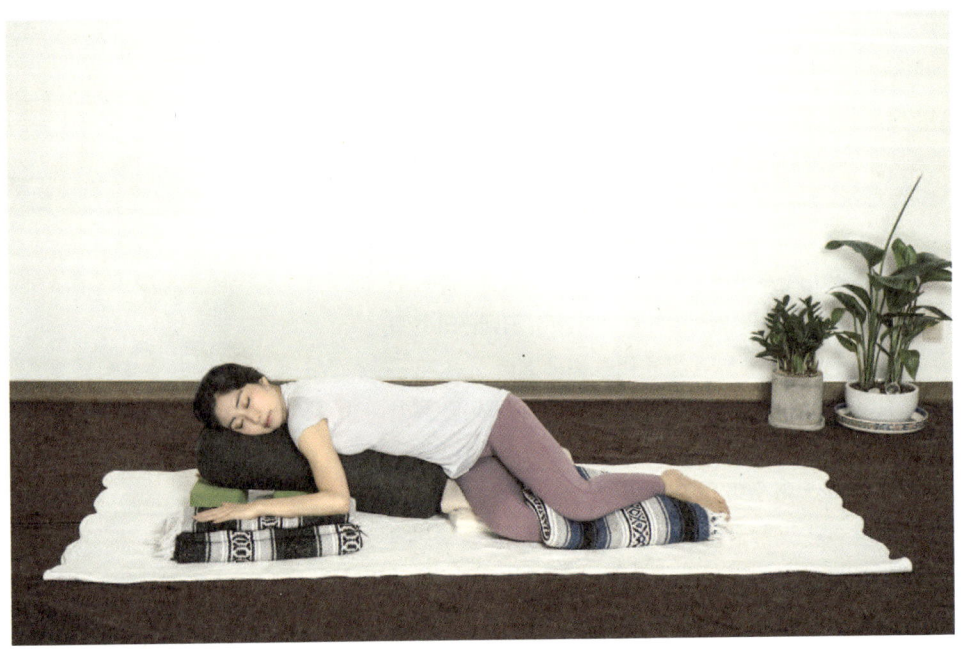

How to

1. 오른쪽으로 몸을 돌려 앉은 후 볼스터의 끝부분에 오른 엉덩이를 밀착한다. 무릎을 구부린 다리 사이에 길게 접은 담요를 받치면 더 좋다.

2. 볼스터 양 옆 바닥에 손을 두고 잠시 호흡을 고르면서 자신의 몸 전체를 의식해 본다. 서둘러 상체를 숙여 내리지 않는다.

3. 몸이 충분히 의식되었다면 내쉬는 호흡에 상체를 숙여 볼스터 위에 엎드린다. 몸이 바다 속으로 천천히 가라앉는 느낌으로 내려가면서 볼스터 위에 닿는 몸의 부분들을 차례로 의식한다. 머리는 돌려 오른뺨을 볼스터에 둔다.

4. 기지개를 펴듯 두 팔을 앞으로 길게 뻗어 팬디큘레이션을 한다. 이때 옆구리, 겨드랑이, 팔 전체, 손바닥, 손가락을 의식해 본다. 손에 대한 의식을 유지한 채 팔꿈치를 구부려 팔꿈치와 아래팔을 가장 편안한 지점에 둔다. 여분의 담요로 팔꿈치와 아래팔을 받쳐주면 더욱 편안하다.

5. 마무리: 양손으로 바닥을 짚고 일어나 자리에 앉는다. 수카아사나에서 몸과 호흡을 감지한다. 반대편도 동일하게 행한다.

Advice

알렉산더 테크닉에서는 목과 머리의 효율적인 관계를 중추조절(primary control)이라고 부른다. 척추 위에 놓인 머리의 균형은 근육과 골격이 최적의 수준으로 회복되도록 돕는다. 목과 머리 관계에 대한 이해는 리스토러티브 요가에서도 매우 중요하다. 머리 아래에 블록이 너무 높으면 목 라인이 꺾이고 턱이 압박될 수 있다. 보통 잘 때 엎드린 자세가 좋지 않은 이유 중 하나가 턱관절과 목에 가해지는 스트레스 때문이다. 회복요가에서도 머리를 한쪽으로 돌려 엎드린 자세는 턱관절, 목과 머리의 편안함을 고려하여 블록의 위치와 높이를 설정해야 한다.

체험후기_ "볼스터에 기대어 휴식한 몸통이 반대편에 비해 확 열린 것 같아요. 숨이 무척 편하게 들어오고 몸통 느낌이 달라졌어요. 산소통을 매단 것처럼 공기 질이 다르네요."

아기자세
발라아사나

태아처럼 몸을 동그랗게 말아주는 이 자세는 가슴을 진정시키고 안정감을 준다. 엄마 가슴 위에 포개어 세상 편하게 잠자는 아기처럼 깊게 휴식해본다. 숨 따라 오르락내리락 움직이는 엄마의 품처럼 볼스터를 경험해 보자.

Setting 볼스터 1개 (세로두기), 담요

How to

1. 세로로 둔 볼스터 위에 가슴, 복부, 골반 앞면을 대고 엎드린다. 쇄골(빗장뼈)는 볼스터 밖에 둔다. 이마 아래 담요를 받치고 두 팔은 바닥에 둔다.

2. 충분히 휴식한 후 이번에는 머리를 한쪽으로 돌리고 두 팔은 다리 아래로 길게 뻗는다. 손등이 바닥에 닿을 것이다. 이때 어깨가 볼스터를 감싸듯 더 깊게 포개어진다. 충분한 휴식했다면 반대로 머리를 돌리고 휴식한다.

3. 마무리: 상체를 세운 후 볼스터 위에 그대로 앉아 몸과 호흡을 감지한다.

Advice

이마, 좌우 관자놀이 세 부분을 담요 위에 그라운딩하면 얼굴과 두피가 이완되고 뇌의 휴식을 돕는다.

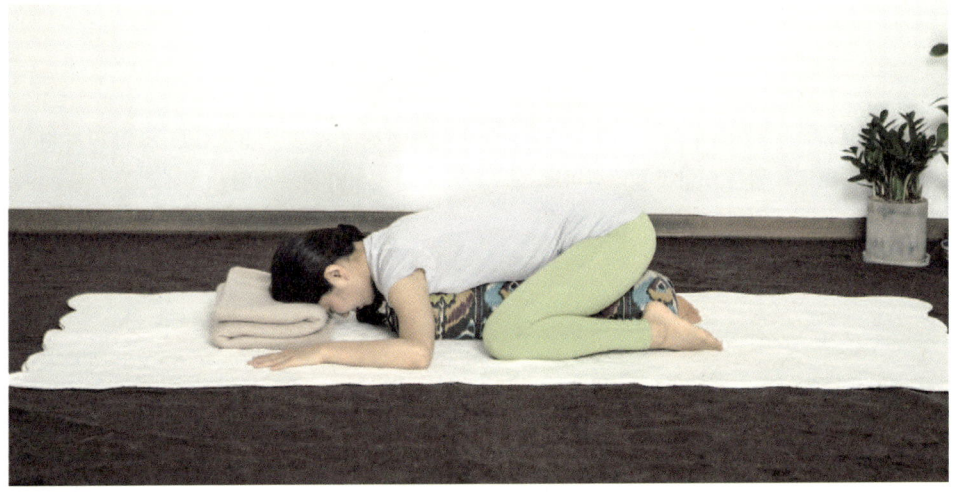

variation 다리를 길게 뻗은 아기자세 변형

How to

아기자세에서 두 다리를 뒤로 길게 뻗는다. 이때 동그란 무릎뼈는 안쪽으로, 발뒤꿈치는 바깥을 향하게 한다.

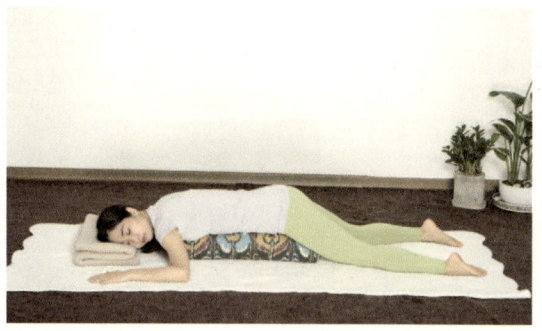

체험후기_ "가슴이 갑갑했는데 볼스터에 몸을 기대니 아늑하고 편안했어요. 가슴호흡도 잘 느껴져요."

soma study : 가슴 그라운딩하기

- 눈을 감고 가슴이 숨 따라 포근하게 부풀어 오르고 포근하게 가라앉도록 한다. 내게 지금 필요한 감정, 정서가 무엇인지 질문을 던진다. 가슴이 원하는 에너지를 마시는 숨에 담아 충전한다. 안정감을 원한다면 안정감을, 위로를 원한다면 위로를 숨에 담아 가슴으로 마신다.

- 타고나게 섬세하고 민감한 사람은 웅크리고 자거나 엎드려 자는 경우가 많다. 가슴의 무게감이 안정을 주기 때문이다. 이런 경우 회복자세를 시작할 때 가슴을 하늘로 여는 오픈동작보다 엎드린 동작부터 시작하는 것이 좋다.

- 심장의 주파수: 가슴 그라운딩은 신경계를 안정시켜 주는 중요한 채널이 된다. 『심장은 말한다』의 저자이자 심장전문의인 미미 구아르네리는 심장은 단순히 두뇌의 지시에 따라 움직이는 종속적인 기관이 아니라 고유한 언어와 지성을 지녔다고 말한다. 신경심장학 박사 J. 앤드류 아머는 심장 두뇌(heart brain)의 개념을 기능적인 관점에서 처음 소개하기도 했다. 심장세포의 50~65%가 두뇌의 신경처럼 다발 또는 신경절로 이뤄져 있고 같은 신경전달물질이 작용한다는 것이다. 또한 심장세포는 전자기 신호를 발산하며 인체에서 1m 떨어진 곳까지 심장 주파수가 측정될 만큼 강력하다고 한다. 그래서 감정이 주변 사람들에게 쉽게 전이될 수 있는 것이다. 우리는 주변 공간이 비어있다고 흔히 여긴다. 그러나 보이진 않아도 심장의 강력한 전자기장은 내 주변에 영향을 미치고 있다.

LESSON 1-2

요가베개를 활용한 리스토러티브 요가

Lower Back
뭉친 허리를 가볍고 시원하게

이 동작들은 좌우 불균형하게 긴장된 허리를 이완시켜 준다. 이 회복자세 후 앉기를 행하면 허리와 골반에 적절한 분리감이 들고 허리가 한결 편안해진다. 그리고 허리 뒤편까지 숨이 부드럽게 흘러내린다.

브릿지 자세

세뚜 반다 사르방가아사나

Setting 볼스터 1개(세로두기), 블록 1개(낮은 높이, 가로두기), 담요
블록은 볼스터 아래, 가운데 지점에 둔다.

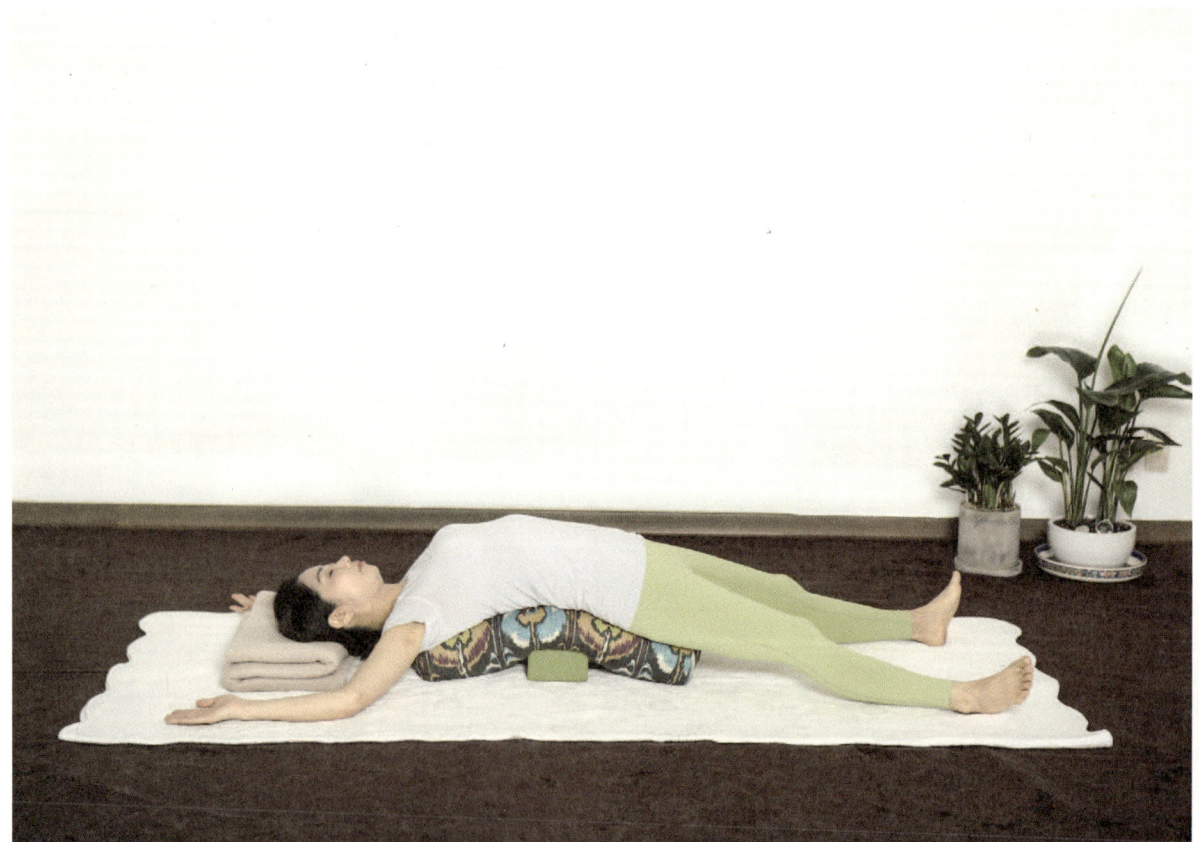

How to

1. 양 무릎을 세우고 볼스터의 1/3 지점에 엉덩이를 대고 앉는다.

2. 볼스터 위에 등을 대고 눕는다. 내쉬는 숨에 한 다리씩 길게 뻗는다. 다리를 뻗을 때는 몸의 중앙선을 기준으로 좌우 비슷한 너비로 다리를 둔다.

3. 마무리: 양 무릎을 세운다. 손으로 바닥을 짚고 상체를 세워 일어난다. 바닥으로 내려와 수카아사나에서 몸과 호흡을 새롭게 감지해 본다.

Advice

a) 어깨와 가슴이 긴장되고 팔 저림이 있다면 접은 담요로 머리, 팔을 받쳐 준다.

b) 허리가 불편하다면 무릎을 세운다.

c) 다리 정렬하기

- 벽의 활용: 벽에 발을 그라운딩하면 발, 발목, 고관절의 이완에 훨씬 효과적이다.

- 벨트의 활용: 요가벨트를 발목 또는 허벅지에 걸어 다리를 고정한다. 벨트 사용 시 버클이 몸에 직접 닿지 않게 주의한다. 두 다리를 가지런히 모으거나 골반 너비로 둔다.

체험후기_ "가슴 여는 동작으로만 여겨져서 가슴만 시원할 줄 알았는데 생각지도 않게 긴장된 허리가 개운하게 풀렸어요. 하고 나니 가슴도 허리도 모두 개운해요."

프로펠러 동작
propeller

   허리와 골반은 요골반복합체(lumbar-pelvic complex)라고 불릴 만큼 긴밀한 영향을 주고받으면서도 각각 독립적인 영역을 이룬다. 하지만 많은 긴장이 쌓여갈수록 점차 한 덩어리처럼 엉겨 사용되고 허리와 골반에 불균형 및 통증이 생긴다. 골반과 허리의 조화로운 분리는 좋은 연결을 뜻한다. 함께 역동하면서도 각자의 영역을 존중하는 관계이다.

   소마운동에서 착안한 이 회복 자세는 몸통과 다리가 어떻게 연결되어 있는지를 이해하게 한다. 또한 다리 바깥 라인의 긴장을 해소하여 무릎 주변을 편안하게 한다.

Setting 볼스터 1개 (가로두기), 담요

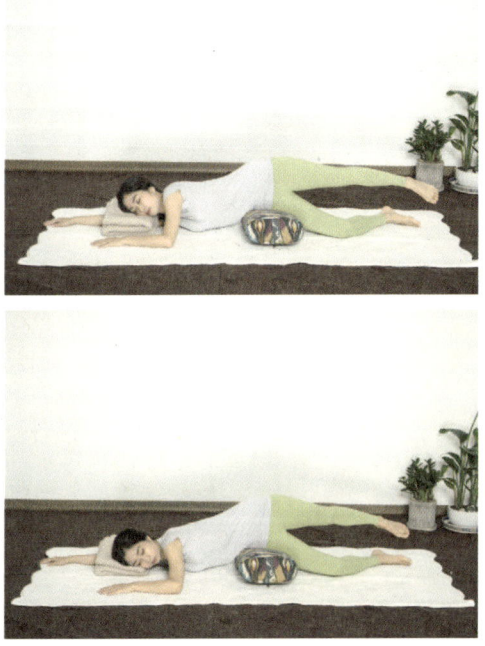

동작 1: 척추와 다리를 같은 선에 두기

동작 2: 척추와 다리를 사선으로 두기

| How to |

동작 1: 오른 엉덩이를 볼스터 위에 두고 오른 옆구리를 길게 늘려 옆으로 눕는다. 상체는 바닥에 두고 오른팔은 귀 옆으로 길게 뻗은 다음 오른팔과 머리 사이에 담요를 받친다. 무릎을 편 왼 다리는 공중에 떠있게 된다. 척추, 골반, 왼 다리를 일직선으로 둔다. 오른 다리는 무릎을 구부려 바닥에 둔다. 왼 다리를 중력이 이끄는 대로 맡기고 공간에 그라운딩한다.

동작 2: 내쉬는 호흡에 상체를 앞으로 굴리듯 숙인다. 몸통을 가볍게 회전하면 가슴이 바닥으로 기울고 왼 다리는 뒤쪽으로 이동한다. 왼 몸이 대각선으로 길게 뻗어진다.

마무리: 왼 무릎을 구부린 후 손으로 바닥을 짚고 상체를 세운다. 수카아사나로 앉아 몸과 호흡을 감지한다. 허리와 골반, 다리 좌우를 살펴본다. 반대편도 동일하게 행한다.

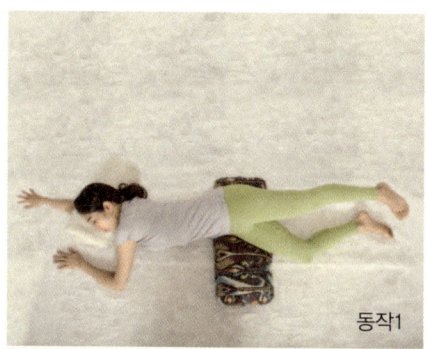
동작1

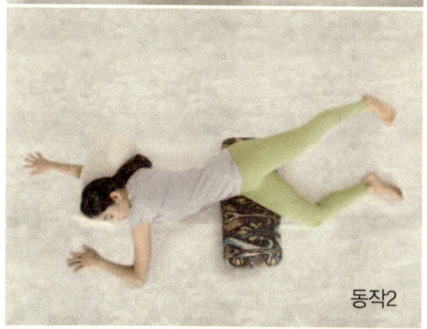
동작2

체험후기_ "평소 좌우 허리 라인이 달랐었어요. 한쪽은 곡선, 한쪽은 상대적으로 평평해 보였거든요. 프로펠러 동작 시 왼쪽 골반과 허리가 더 많이 자극되었어요. 꾸준히 수련해보니 허리 라인이 처음보다 훨씬 균일해졌고 당기는 느낌도 많이 줄었어요. 처음 동작을 할 때는 골반도 뻐근하고 허리도 당겼지만 이제는 당김이 덜하고 마무리하고 일어나면 골반과 허리가 시원해요."

soma study : 부드러운 움직임으로 연결하기

동작이 익숙해졌다면 동작 1과 2를 연결해서 천천히 움직여본다. 호흡과 함께 느리지만 섬세한 흐름으로 반복한다.

허리 열기 자세
Waist opening

Setting 볼스터 1개(가로두기), 블록 1개(낮은 높이, 가로두기), 담요

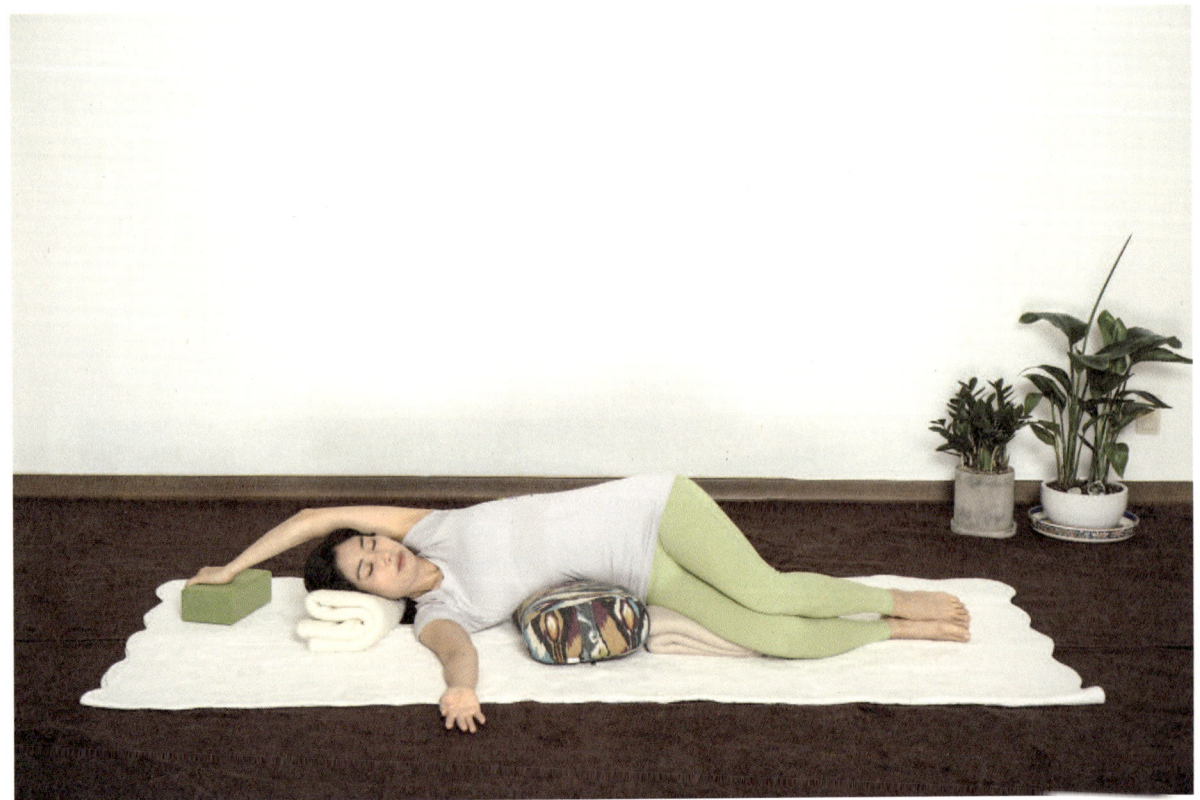

> *How to*

1. 엉덩이 아래 접은 담요를 받친 후 오른 엉덩이를 볼스터 가까이 밀착한다.

2. 옆으로 길게 누우며 오른 허리를 볼스터 위에 둔다. 머리 아래 담요를 받치고 오른팔은 수평 옆으로, 왼팔은 귀 옆으로 길게 뻗는다. 왼골반이 상체와 멀어지게 한다.

3. 마무리: 상체를 세운 후 수카아사나에서 몸과 호흡을 감지한다. 반대편도 동일하게 행한다.

soma study : 요방형근(허리네모근)

요방형근의 긴장은 허리와 골반에 통증을 일으킨다. 하단 그림처럼 허리와 골반을 이어주는 연결 다리 같은 역할을 하며 양 옆에 한 쌍으로 있다. 평상시 한쪽 골반으로 치우쳐 앉거나 한 다리에 기대어 서는 습관이 있다면 요방형근 좌우는 더욱 불균형해지고 만성적인 긴장으로 인해 원래의 톤을 잃고 뻣뻣하게 경직된다. 이로 인해 허리와 골반이 한 덩어리로 엉겨 서로를 방해하게 된다.

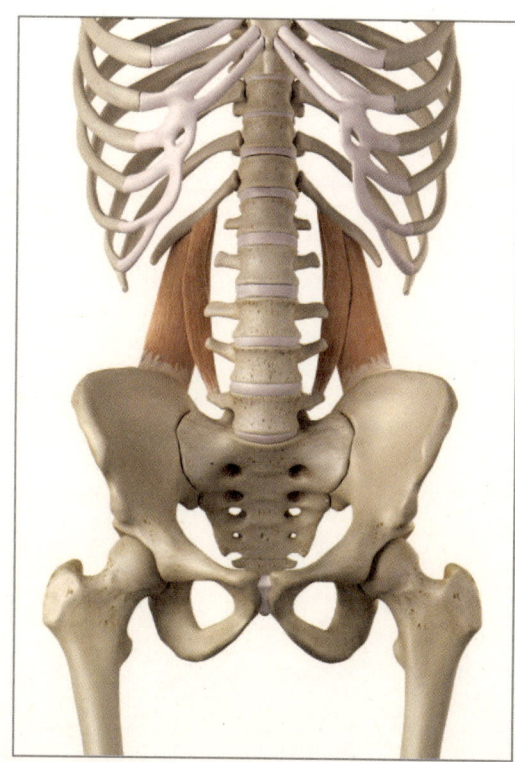

LESSON
1-3

요가베개를 활용한 리스토러티브 요가

Pelvis
틀어진 골반을 균형 있게

틀어진 골반은 서 있을 때뿐 아니라 걷기, 앉기, 눕기에서도 이어진다. 골반은 그릇과 같은 모양으로 골반 내에 위치한 장기를 품고 있다. 골반의 균형과 편안함은 하체관절을 보호하고 골반 내 장기를 포근하게 보듬어 준다.

골반 회전자세
자타라 파리바르타나아사나

볼스터의 높이차에 의해 골반과 몸통이 자연스럽게 분리된다. 골반과 허리 뭉침을 풀어 주어 골반과 허리가 개운해진다.

Setting   볼스터 1개(가로두기), 담요

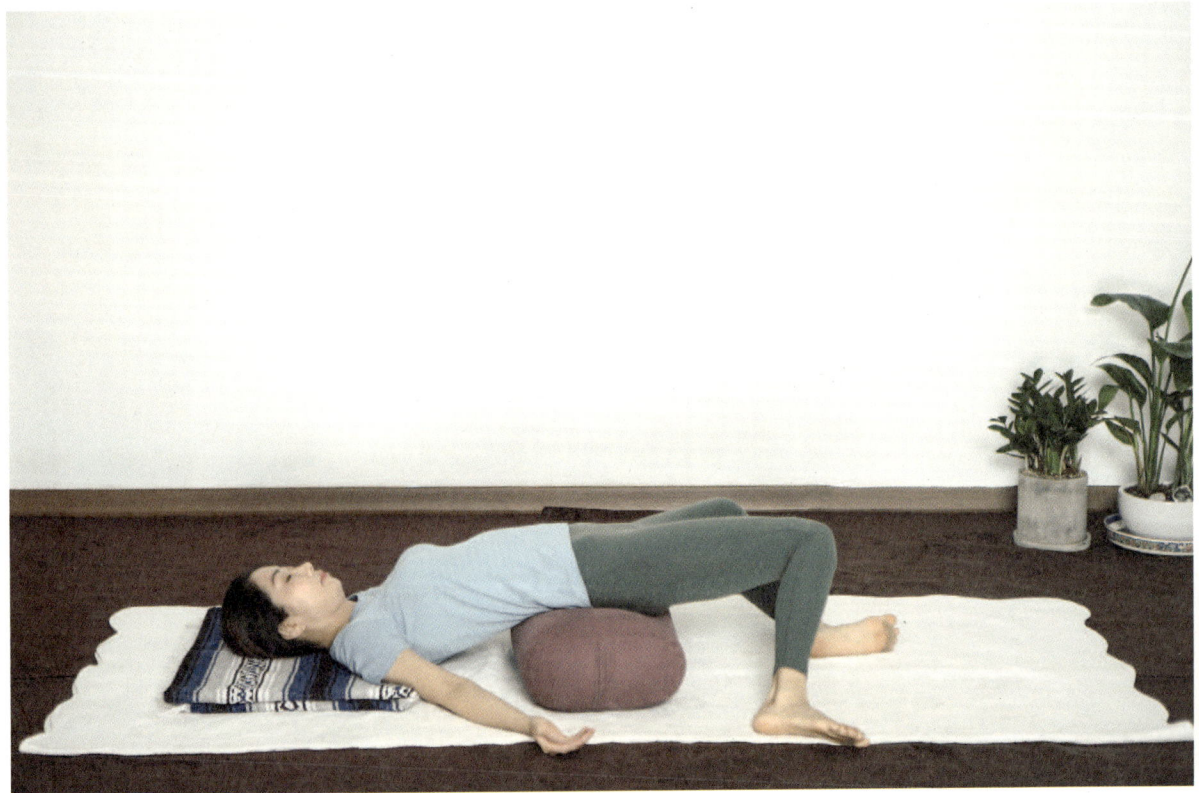

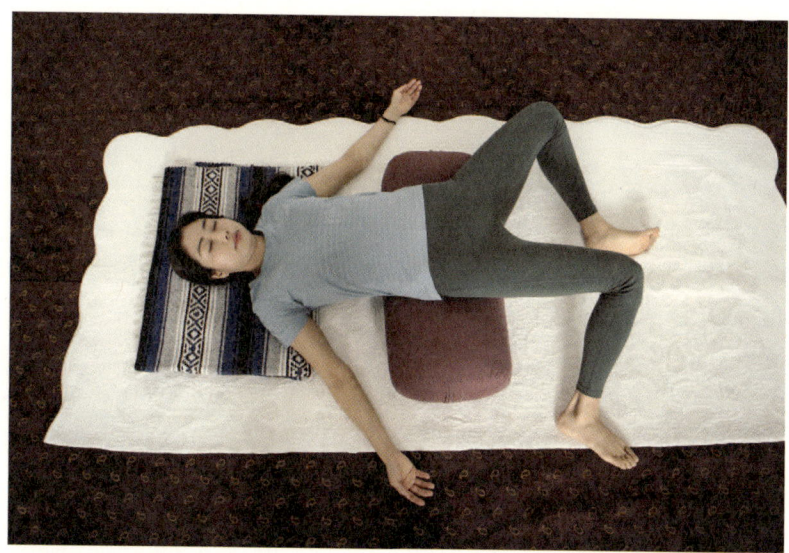

| 위에서 본 다리 모양

> *How to*

1. 볼스터 위에 엉덩이를 대고 양 무릎을 세운다. 등을 바닥에 대고 눕는다. 두 발을 골반보다 넓게 둔다.

2. 골반을 왼쪽으로 가볍게 돌린 후 양 무릎을 왼쪽으로 기울여 준다. 오른발을 바깥쪽으로 지그재그 움직여 오른 무릎 안쪽이 바닥 가까이 기울도록 한다. 다리의 무게를 감지해 보고 다리가 바닥 쪽으로 충분히 가라앉게 한다. 오른 허리와 복부가 충분히 확장된다. 두 팔은 좌우로 넉넉하게 열어 준다. 충분한 회복시간을 가진 후 반대편도 동일하게 행한다.

3. 양 무릎을 천정으로 세우고 골반을 살짝 들었다 내려 엉덩이를 균등하게 볼스터 위에 둔다. 잠시 호흡과 함께 허리 양 옆선과 뒤편을 감지해 본다.

4. 마무리: 몸을 한쪽으로 돌려 상체를 세운 후 수카아사나로 앉아 몸과 호흡을 감지해 본다.

엎드려 골반 앞면 이완하는 자세
Prone position

Setting 볼스터 1개(가로두기). 담요(짧은 말기)

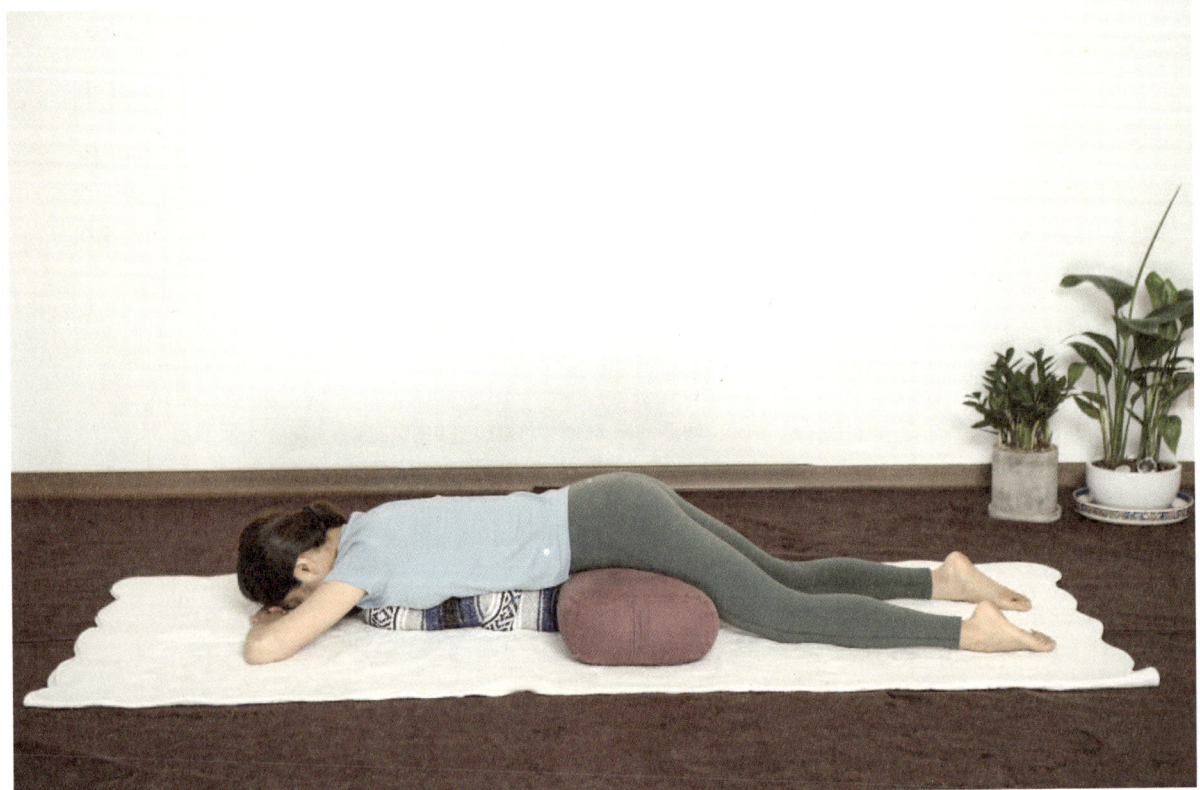

담요 사용법

: 118페이지의 '짧은 말기 모양'을 참고한다. 말아 놓은 담요를 세로로 하여 가슴 사이, 명치, 복부 아래를 받친다. 담요와 볼스터는 'ㄴ'자 모양이 된다.

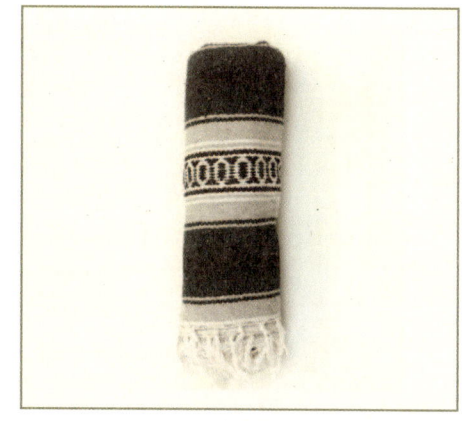

How to

1. 골반 앞면을 볼스터 위에 두고 담요는 가슴 사이에 받치고 엎드려 눕는다. 이마를 바닥에 두고 팔꿈치를 구부려 ㄴ자 모양으로 두거나 양손을 포개어 손등 위에 이마를 둔다. 무릎은 안으로, 발뒤꿈치는 밖으로 열어 둔다.

2. 마무리: 손으로 바닥을 짚고 일어나 수카아사나로 앉는다. 골반 앞면, 고관절, 복부, 가슴을 감지해 본다.

체험후기_ "골반, 가슴, 이마가 시원하고 골반까지 호흡이 잘 흐르는 것 같아요."

누운 나비자세
숩타 받다코나아사나

> **Setting** 볼스터 1개 (가로두기), 담요(길게 접은 담요, 뒷목 받침 담요)

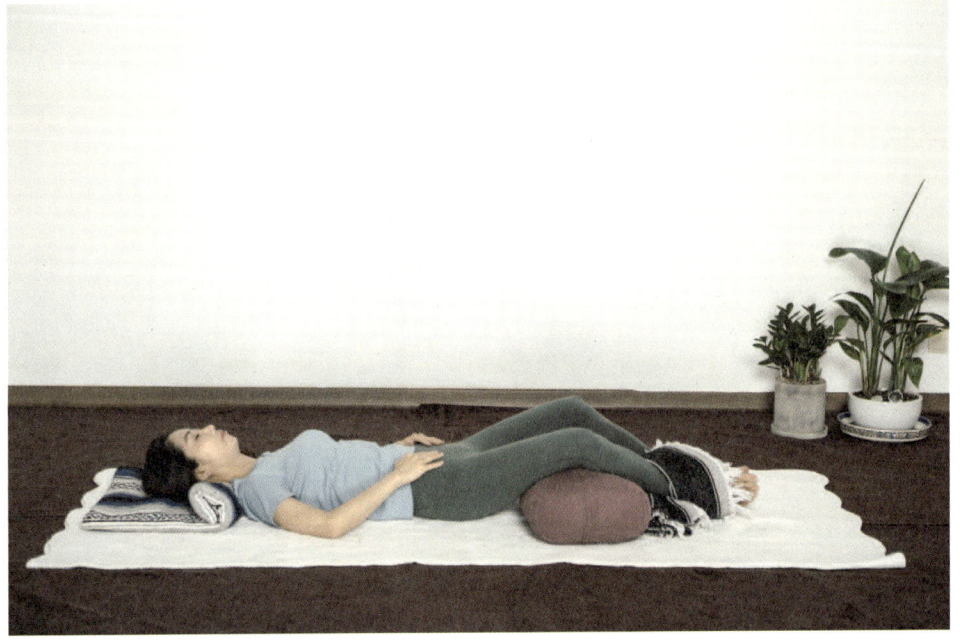

[발 안정을 돕는 담요 X자 활용법]

직사각형 담요(117페이지 참조)를 넓게 펼쳐 낸 후 긴 가로선을 기준으로 하여 차곡차곡 접는다. 길게 접은 담요 위에 발을 얹고 담요를 X자로 교차해 고정한다.

How to

1. 무릎 아래 볼스터를 가로로 두고 무릎을 좌우로 열어 허벅지 바깥 부분을 볼스터 위에 둔다. 발은 담요로 고정한다.

2. 등을 바닥에 대고 누운 후 담요로 뒷목 전체를 받친다. 경추곡선의 C자 커브 회복에 도움을 준다. 담요의 모양은 119페이지 뒷목 받침 담요를 참고한다.

3. 마무리: 양 무릎을 세운 후 몸을 한쪽으로 돌아눕고 잠시 머무른다. 충분히 몸을 휴식한 후 천천히 일어나 수카아사나로 앉아 몸과 호흡을 감지한다.

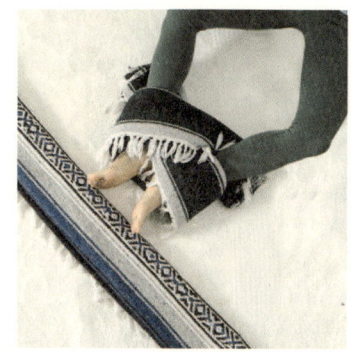

Advice

도구로 다리를 지지하지 않은 상태로 누운 나비자세를 오래 유지하면 오히려 고관절과 다리에 긴장을 줄 수 있다. 볼스터 대신 블록, 담요를 한 다리씩 받치는 것도 좋다.

체험후기_ "그동안 누운 나비자세에서 도구 없이 다리를 열고 유지할 때마다 엉덩이 뒤편이 집히듯 아프고 다리가 무거워서 충분히 이완이 잘 안 되었어요. 긴장을 풀려고 일부러 노력하곤 했어요. 그런데 도구를 받쳐 주니까 동작할 때는 몰랐는데 동작을 마치고 나니 변화가 많이 느껴져요. 일단 앉는 게 훨씬 편해요."

LESSON 1-4

요가베개를 활용한 리스토러티브 요가

Spine

척추의 피로를 풀어주는
척추 그라운딩 자세

새로운 패러다임 전환을 하기 위해서는 인간을 바라보는 태도뿐 아니라 운동 교육 방법에 있어서도 새로운 변화가 필요하다. 사실 몸에게 서는 법, 움직이는 법, 또는 호흡하는 법을 가르칠 필요가 없다. 단지 몸이 지닌 가능성을 방해하지만 않으면 된다. 그러므로 인지야말로 패러다임 전환에 있어서 핵심 요소이다.

- 리즈 코치

척추 그라운딩 자세
Spine grounding

    볼스터 위에 놓인 척추를 의식해 본다. 평소 우리는 척추를 막연히 의식하는 습관 때문에 실제 길이보다 짧게 느낀다. 하지만 볼스터에 놓인 척추의 실제 길이를 감지해 보면 생각보다 척추가 매우 길다는 것을 알게 된다. 천골과 꼬리뼈에서 경추1번(머리가 끝나고 목이 시작되는 경계부분)까지가 척추를 이룬다. 직접 손으로 만져보는 것도 좋다. 숨을 마시고, 내쉴 때 척추의 길이가 어떻게 변화되는지 관찰해 보자.

    이 회복자세를 통해 몸의 앞과 뒷면의 길이와 너비가 조화로워지면 척추도 중립상태를 되찾는다. 목·허리에 잦은 결림과 통증, 측만증이 있을 때 적극 추천하는 자세이다. 매일 5분이라도 시간을 내어 볼스터 위에 단순히 누워 휴식해 보자. 볼스터 대신 요가매트를 돌돌 말은 롤매트나 폼롤러를 이용해도 좋다.

Setting 볼스터 1개 (세로두기), 블록 1개(중간높이, 가로두기)

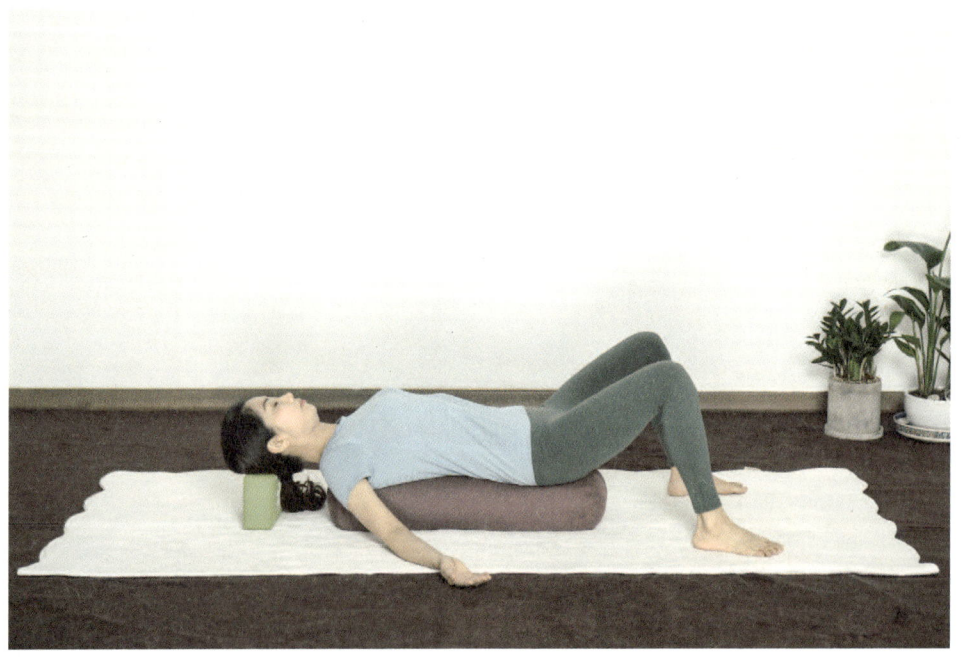

> How to

1. 볼스터 위에 길게 눕고 머리 뒤에 블록을 받쳐 준다. 볼스터로 견갑골을 안정적으로 받친다. 두 팔은 바닥에 내려놓고 양 무릎은 세워 유지하되 두 발은 골반보다 넓게 둔다. 척추, 골반, 팔, 발바닥을 바닥에 충분히 내려놓는다.
2. 마무리: 천천히 상체를 일으켜 수카아사나로 앉아 몸과 호흡을 감지한다.

체험후기_"평소 등이 자주 뭉치고 결렸는데 너무 시원하고 목·허리가 가벼워요. 누워 있을 때 척추를 의식해 보니 내 척추가 원래 이렇게 길었구나 하고 감탄했어요. 호흡 따라 척추 길이가 변화되는 것도 재미있었어요. 처음에는 척추를 어떻게 내려놓아야 할지 잘 모르겠고 부분적으로 틀어진 것 같았는데 그래도 조금씩 맡겨보니 마음도 편해지고 척추 느낌도 계속 달라지더라구요. 나중에는 잠깐 잤는데 꿀잠을 잔 것 같이 개운하네요."

soma study : 그라운딩은 차크라 힐링이다

7개 중 5개의 차크라가 척추를 따라 위치해 있어 척추 그라운딩 자체만으로도 차크라 힐링에 도움된다. 차크라는 가상의 에너지 센터이지만 내분비샘(생식샘, 부신, 췌장, 흉선, 갑상선, 시상하부, 뇌하수체 등)과 매칭된다는 점에서 매우 특별하다.

다열근(뭇갈래근)

척추 마디마디(횡돌기와 극돌기)를 연결하며 개별적으로는 작지만 전체적으로는 천골에서 목 뒷면까지 척추를 따라 길게 위치한 근육이다. 척추 안정자이자 보호자인 다열근이 활성화될 때 몸의 중심이 안정되어 효율적인 움직임과 자세가 가능해진다. 반면, 비활성화 시 척추의 안정성이 떨어지고 척추에 가해지는 압력과 충격을 적절히 분산

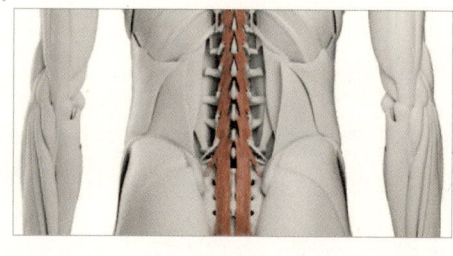

하지 못하며 요통의 원인이 된다. 척추를 전체적으로 그라운딩하는 것만으로도 다열근을 일깨울 수 있다. 편안한 호흡이 척추 전체를 타고 흐른다면 더 좋을 것이다. 호흡 시 반응하는 횡격막, 복횡근, 골반저근, 다열근은 서로 연결되어 있기 때문이다.

LESSON 1-5

요가베개를 활용한 리스토러티브 요가

Leg

무거운 다리를
가볍고 날씬하게

이러한 이해를 체화(embody)하는 것은 또 다른 도전 과제이다. 몸이 지닌 자기교정 시스템을 활성화시키는 핵심인 '인지'능력을 높이려고 뭔가 '옳다'고 여기는 것에 의식을 집중하는 것도 버려야 할 태도이다. 틀어진 곳을 교정하거나 트레이닝으로 근육을 멋있게 만드는 기계론적 패러다임이 아닌 새로운 패러다임에서는 다차원적 측면에서 구조와 기능의 온전한 '체화'가 중요하다. 체화란 '인지'가 충만한 상태라고 할 수 있다.

- 리즈 코치

벽을 이용해 다리 위로 올린 자세
비파리타 카라니

다리를 심장보다 높게 하면 다리에 정체된 체액이 골반을 지나 심장으로 되돌아온다. 다리에 체액이 정체되면 물에 젖은 솜처럼 다리가 붓고 무거워진다. 이 회복자세는 다리 순환을 도와 하체를 상쾌하게 하며 더불어 하체 관절의 피로도 풀린다. 또한 골반의 순환과 균형 효과까지 기대된다.

Setting

볼스터 1개 (가로두기), 블록 1개(낮은 높이, 가로두기)
163페이지의 사진처럼 블록을 벽에 밀착해 두어 벽과 볼스터 사이에 공간을 만든다.

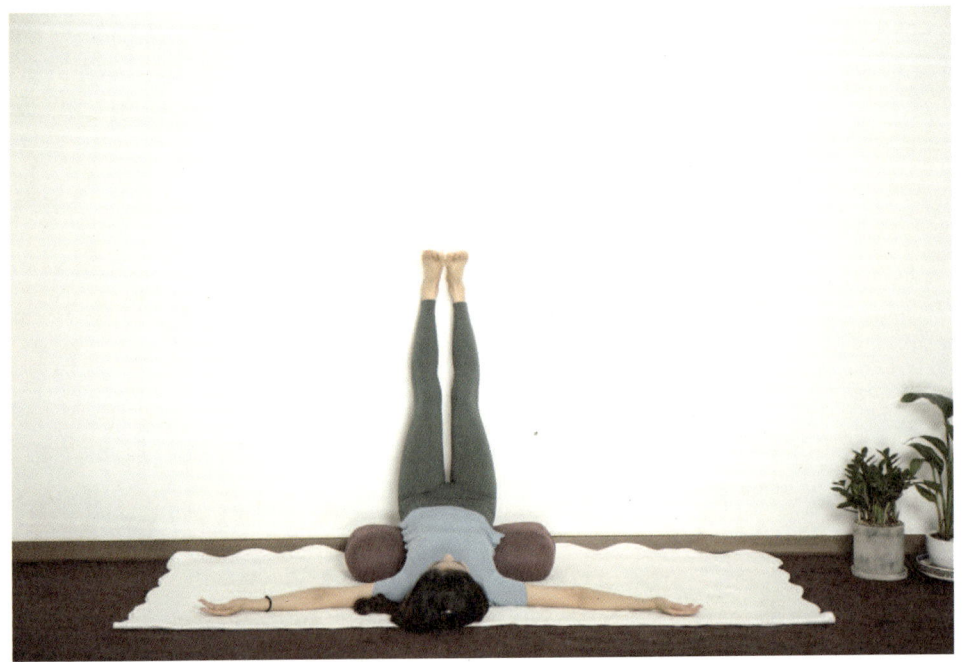

| 완성자세

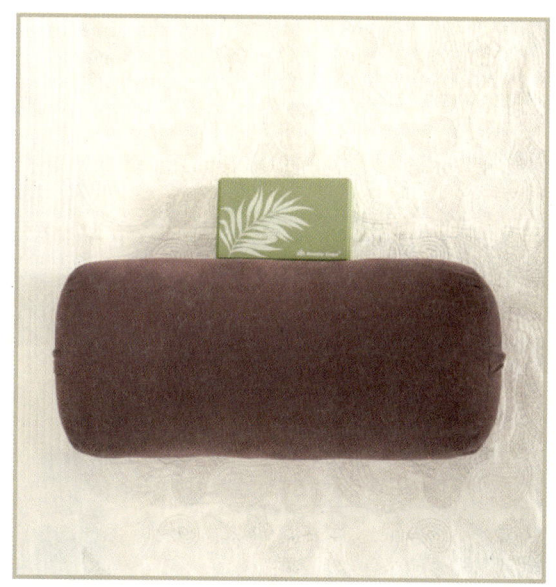

- **붓기 체크하기**
: 다리가 자주 붓는다면 발목의 붓기를 통해 체크해 볼 수 있다. 아침과 저녁의 발목 상태를 비교해 보고 좌우 차이도 확인한다.

- **체액(body fluid)**
: 혈액, 림프액, 조직액 등 체내의 액체를 뜻한다.

- **천장관절**
: 천골과 장골(골반)이 만나는 V자 모양의 관절이다. 관절 좌우가 불균형해지면 허리와 골반 통증으로 이어진다. 이 관절을 볼스터 위에 균등하게 그라운딩한다.(61페이지 그림1번 참조)

| How to |

1. 벽을 마주 본 다음 엉덩이를 볼스터 위에 두고 등을 대고 눕는다.

2. 다리를 뻗어 벽에 기대 둔다. 등 뒤 옷이 뭉치지 않도록 잘 정리한다. 두 팔은 좌우 수평으로 두거나 손바닥을 골반 위에 둔다.

3. 마무리: 다리를 한쪽으로 넘기고 몸도 따라 옆으로 돌려 일어난다. 수카아사나로 앉아 몸과 호흡을 감지한다.

Advice

도구를 활용해 다리의 안정감 높이기.

a) 벨트를 다리에 걸어 준다.

b) 담요로 두 다리를 감싸 준다.(wrapping)

c) 발바닥 위에 그래비티 프롭이나 접은 담요를 얹어 준다. 발에 얹어진 도구의 무게감이 발바닥 인지를 높여 주고 발과 고관절, 몸통을 연결해 준다.

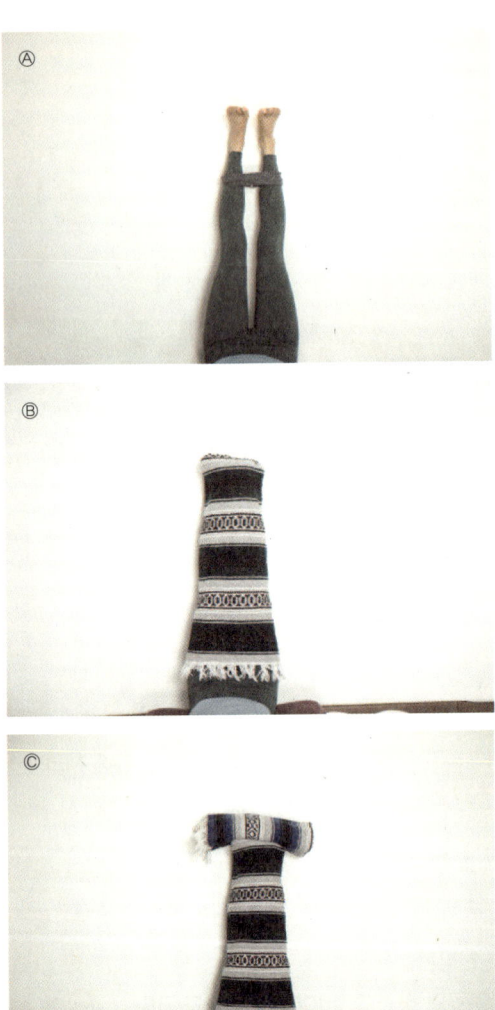

체험후기_ "발바닥 위에 담요를 얹어 두니 발바닥이 느껴지면서 안정적이에요. 회복자세를 끝내고 앉으니 다리가 가벼워지고 길어진 것 같아요."

> *Variation*

벽 없이 진행하기

: 두 다리를 천장으로 든 상태에서 골반 너비로 오픈한다. 무릎은 살짝 구부려 앞 허벅지와 복부의 힘을 내려놓는다.

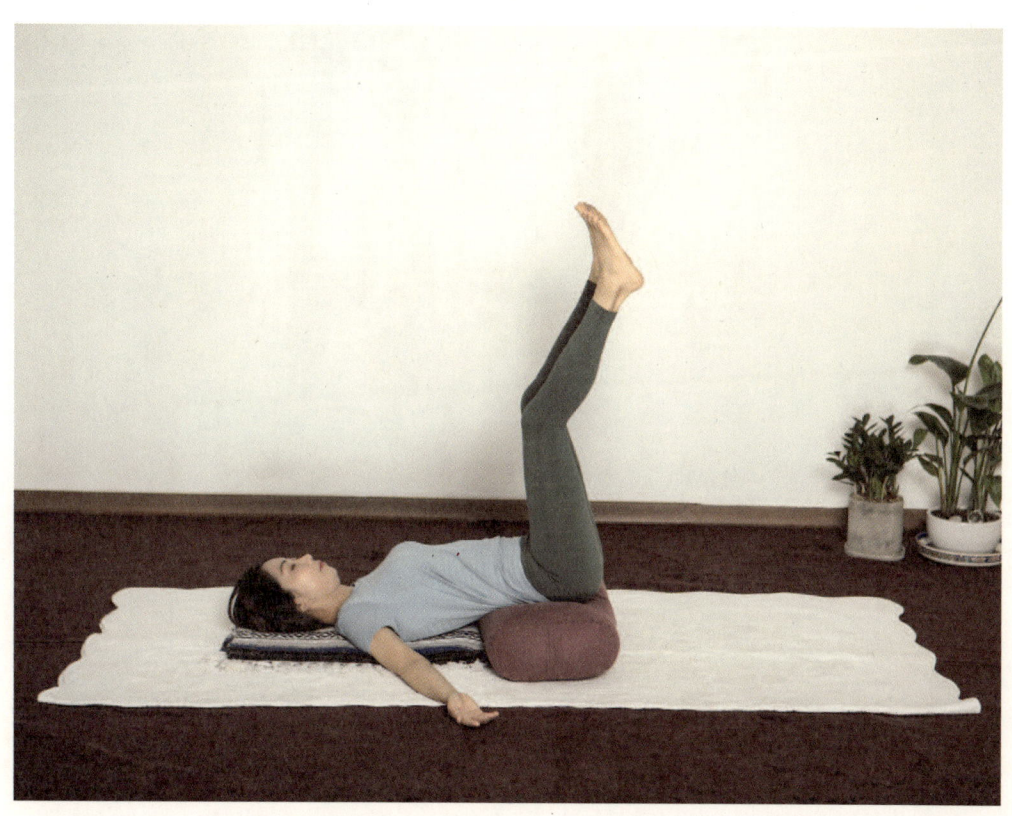

LESSON 2

체어를 활용한 리스토러티브 요가

With Chair

잠자는 시간을 빼면 우리는 거의 대부분의 시간을 의자 위에서 보낸다. 의자는 우리 생활에 긴밀하게 밀착되어 있지만 우리는 의자에 관하여 너무도 모르고 있으며, 더욱이 육체적으로나 정신적으로 의자가 우리에게 끼치는 영향력에 대해서도 무지한 게 사실이다. 두말할 나위 없이 의자가 우리에게 끼치는 영향력은 한마디로 대단하다. 우리는 의자를 설계한다. 그러나 일단 사람이 의자를 만들고 나면, 그때부터는 의자가 사람을 만든다.

-갤런 크렌츠

사회화 과정 속에서 꽤 오랜 시간 우린 의자에 의해 부정적인 체형교정을 받아왔지만 체어 요가에서는 우리 몸을 이롭게 하는 도구가 된다.

아헹가 요가에서 사용되는 도구인 체어는 몸 전체를 기대는 만큼 안정감과 내구성이 중요하다. 체어가 주는 높이와 안정감을 활용하면 매우 훌륭한 휴식을 즐길 수 있다. 다음에 소개할 동작 2가지는 체어를 이용해 몸을 거꾸로 한 자세이다. 체형교정 효과가 뛰어나며 배가 냉하고 생리통이 있는 경우 복부를 따뜻하게 하고 자궁의 혈액순환을 돕는다. 갑갑한 가슴과 짧아진 호흡에 변화를 준다.

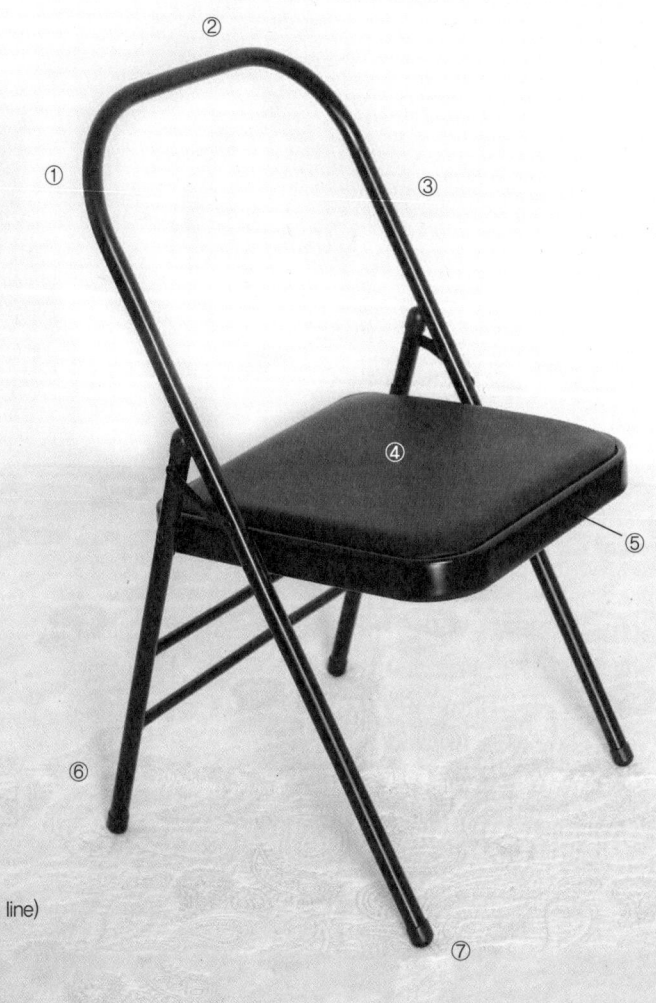

❶ 등받이
❷ 등받이가로선
❸ 사이드라인(Side line)
❹ 엉덩받이
❺ 엉덩받이 가로선
❻ 뒷다리
❼ 앞다리

몸을 거꾸로 한 막대 자세

바파리타 단다아사나

Setting 볼스터 1개 (세로 두기). 체어 엉덩받이 위에 접은 매트나 접은 담요 두기.

How to

1. 다리를 등받이 아래 공간으로 넣고 복부와 등받이가 밀착되게 앉는다.

2. 양손으로 등받이 사이드를 잡고 상체를 뒤로 기울인다. 엉덩받이의 긴 가로선에 등을 댄다. 견갑골이 의자 밖으로 나오게 한다. 엉덩살을 의자 밖으로 슬금슬금 움직여 허리를 길게 편다. 의자로 골반 윗부분과 아래등을 지지하고 머리는 볼스터 위에 둔다.

3. 한 무릎씩 길게 뻗는다. 허리가 긴장된다면 다시 무릎을 구부린다.

4. 양손으로 체어 다리를 잡고 견갑골을 충분히 모아 가슴을 열어 준다.

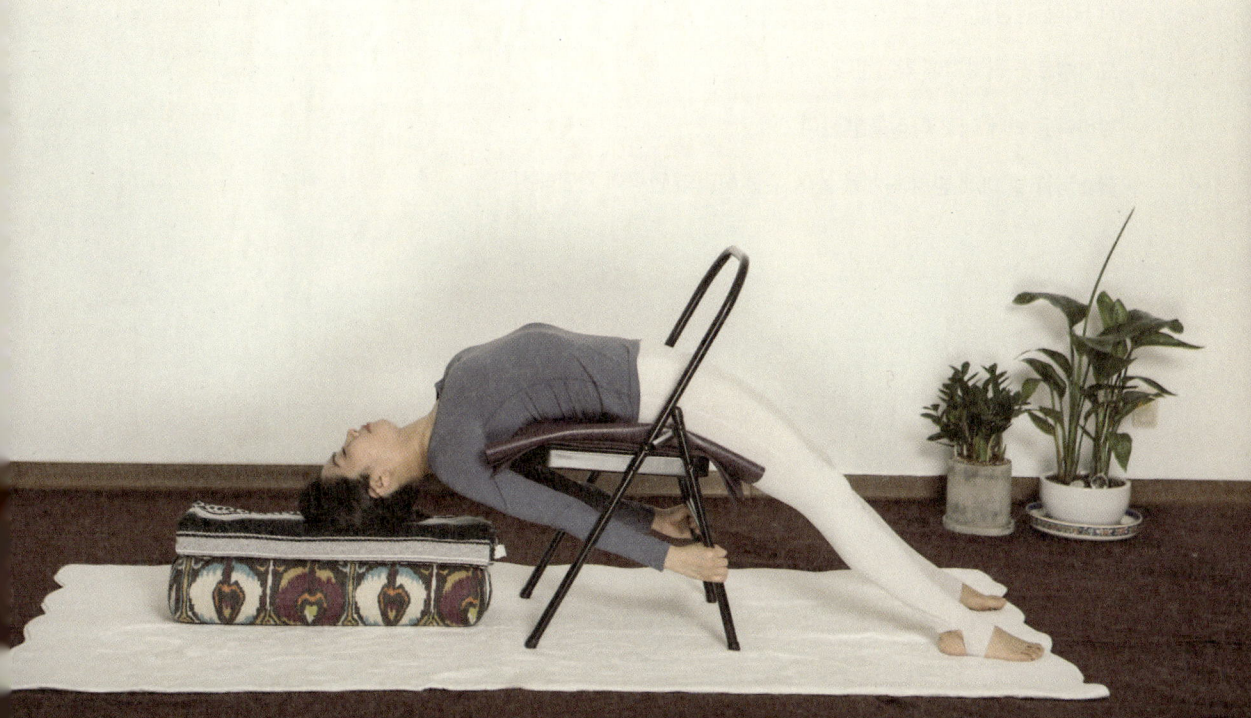

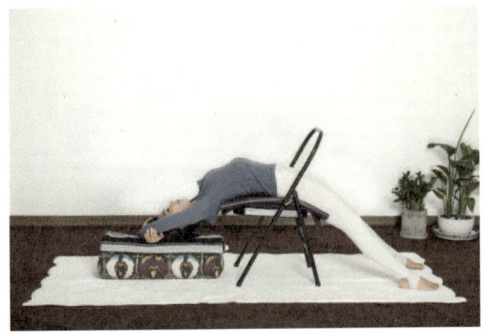 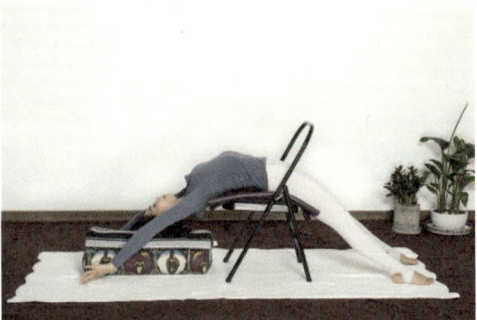

variation

아래팔을 맞잡고 팔을 볼스터 위에 두거나 팔을 머리 위로 길게 뻗는다.

Advice

a) 평소 목 긴장이 많았다면 머리 무게로 인해 목이 당겨지는 자극이 부담되어 동작 중 어지럽거나 속이 울렁거릴 수 있다. 이때는 머리 아래 도구를 받쳐주거나 동작을 중단하고 상체를 세워 앉는다.

b) 다리에 안정감 주는 도구 사용

- 요가벨트를 허벅지에 착용한다.

- 발바닥을 벽에 대고 다리를 뻗는다.

- 볼스터를 발 아래 받쳐 하체를 높여 주면 허리의 만곡이 완만해진다.

come up (올라오기)

1. 양손으로 의자 사이드를 잡고 한 무릎씩 구부린다. 엉덩살을 체어 안으로 가능한 만큼 가져온다.
2. 턱 끝을 당겨 천천히 상체를 세운다. 엉덩이를 조금 뒤로 이동해 앉되 배를 등받이에 기대지 않는다.
3. 잠시의 멈춤(pause, 포즈)과 함께 몸과 호흡을 감지한다. 동작 이후의 멈춤에서 상당히 많은 것을 경험할 수 있다.

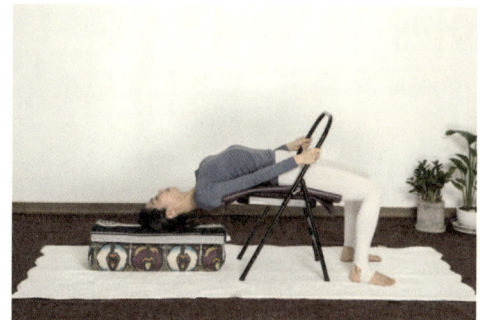
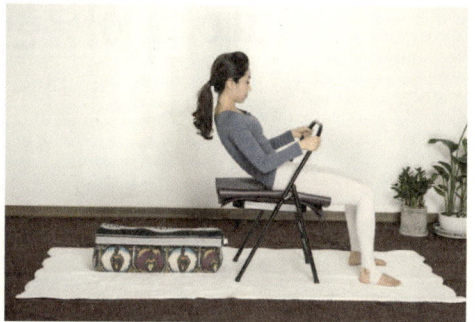
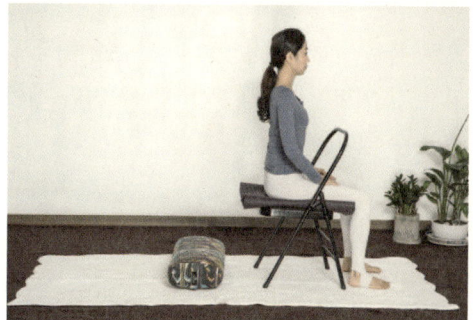

1	2
	3

soma study : 흉추를 부드럽게

흉추 뼈는 12개로 이루어져 있다. 그중 4~8번 흉추는 중간 흉추(middle thoracic)로 흉추의 고유한 회전, 굴곡, 신전 움직임에 중요한 역할을 한다. 굽은 어깨, 굽은 등, 거북목의 경우 중간 흉추의 움직임이 많이 떨어진다. 흉추의 움직임이 떨어졌을 때 목과 허리의 불안정함과 통증을 야기할 수 있다.

굽은 어깨(라운드 숄더)는 거북목, 목 디스크 같은 문제로 이어질 가능성이 있다. 목의 기반이 되는 상체가 구부정해지면 목과 머리를 안정되게 받쳐 주지 못하기 때문이다.

체어를 이용한 가슴열기 동작은 뻣뻣해진 흉추와 가슴 근육을 부드럽게 이완하며 목과 상체를 균형 있게 한다.

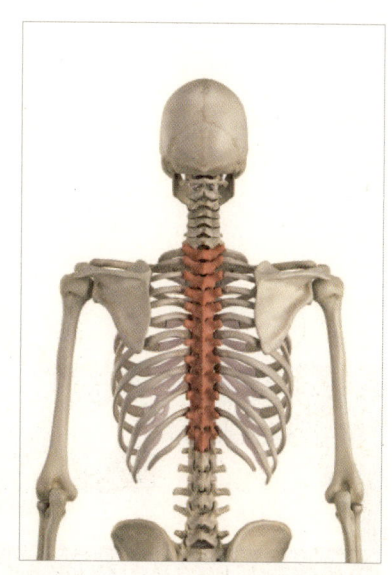

| 중간 흉추

체어를 이용한 어깨서기 자세
살람바 사르반가아사나

매트 위에서 행하는 어깨서기 자세는 견갑골을 모아 어깨와 견갑대로 몸을 받친 후 다리를 천장으로 높게 뻗어 유지하는 것이 중요한 포인트이다. 그런데 어깨와 등이 구부정하게 굽은 경우 이 포인트를 살리기 어렵고 오히려 목에 많은 부담을 준다. 아사나의 여왕으로 불릴 만큼 뛰어난 효과를 주는 동작으로 손꼽히지만 현대인들에게는 무척 부담스럽고 부상 위험이 있는 자세이다. 하지만 체어를 활용한다면 이 자세의 장점을 안전하게 경험할 수 있다.

| Setting | 볼스터 1개(가로두기, 체어 앞다리에서 한 뼘 정도 거리 두기), 체어의 엉덩받이 위에 접은 매트나 담요 두기.

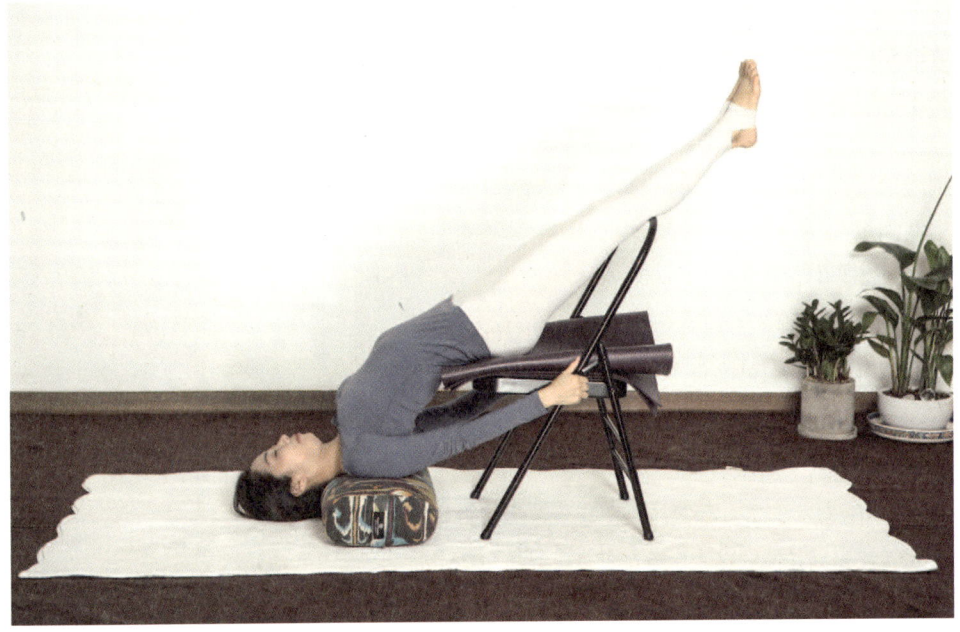

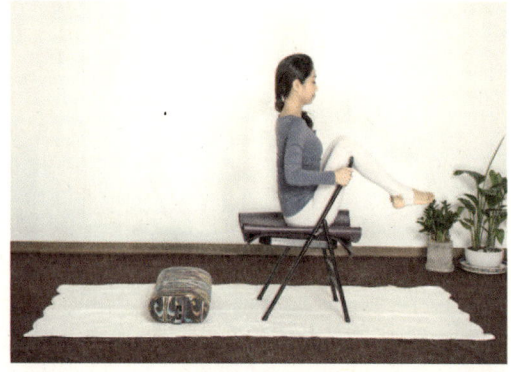

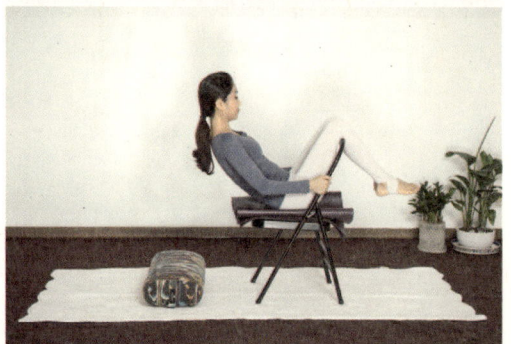

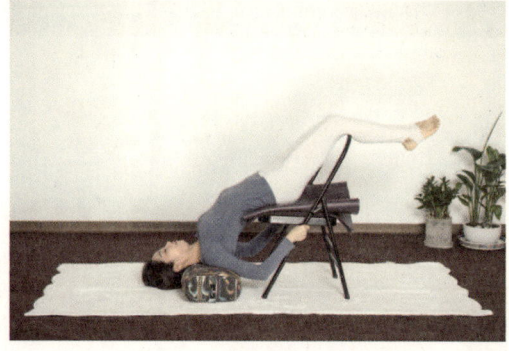

1
2
3

How to

1. 뒷무릎을 등받이에 걸고 의자에 앉는다. 양손으로 사이드라인을 잡는다.

2. 사다리를 타고 내려가듯 한 손씩 아래로 이동하며 상체를 뒤로 기울인다. 상체를 내릴 때는 반드시 무릎이 등받이에 걸려 있어야 한다. 상체가 안정되게 내려온 후에 무릎을 펴 준다.

3. 골반의 윗부분을 체어 엉덩받이 가로선에 걸고 어깨는 볼스터 위에 둔다. 머리는 볼스터 밖에 두어 뒷목을 길게 한다. 손으로 의자 다리를 잡고 가슴을 열어 준다. 다리를 곧게 뻗거나 무릎을 살짝 구부려 종아리의 도톰한 지점을 등받이 윗면에 걸어 둔다. 편안한 호흡과 함께 잠시 머문다.

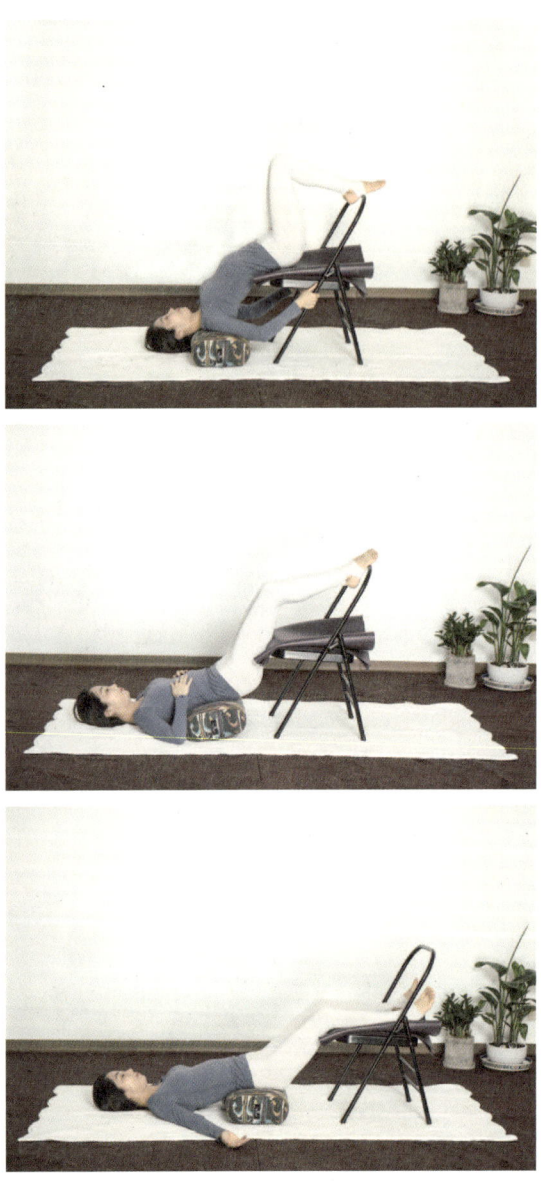

	1
	2
	3

come down (내려오기)

1. 손으로 체어 앞다리를 잡는다. 무릎을 구부려 발을 등받이 위에 얹는다.

2. 발로 의자를 가볍게 밀어내며 미끄러지듯 내려온다.

3. 상체는 바닥, 골반은 볼스터 위, 종아리는 의자 위에 착지되면 그 상태에서 잠시 휴식한다.

4. 마무리: 머리, 척추, 골반을 의식하며 몸을 한쪽으로 돌려 천천히 일어난다.

soma study : 골반&허리의 공간 회복하기

1. 요추 4, 5번은 허리의 아래 부분을 이루고 추체(척추의 몸통)가 전체 척추 중 가장 크다. 척추 하단에서 무게 부하와 충격을 가장 많이 받기 때문이다. 이를 보완하기 위해 원래 요추 4, 5번의 디스크는 강하게 디자인되어 있다. 하지만 잘못된 생활습관과 몸의 사용으로 인해 하부 허리의 공간이 좁아지고 압박받아 퇴행성 디스크가 가장 빈번히 발생한다.

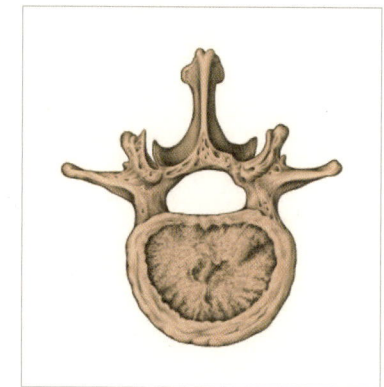
| 요추뼈

2. 체어에 골반을 걸 때 골반과 허리에 가벼운 견인효과를 줄 수 있다. 골반과 허리가 만나는 부분의 공간이 회복될수록 균형과 개운함이 살아난다.

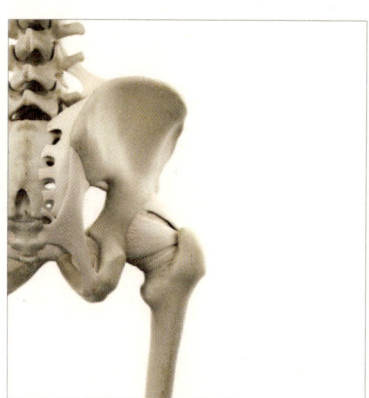
| 요추 4, 5번, 골반 그림

# LESSON 3

임산부를 위한 회복 요가

For pregnant woman

리스토러티브 요가는 임산부에게 매우 효과적이다. 임신 개월 수가 늘어나면 커진 자궁이 횡격막의 움직임을 제한하기 때문에 호흡이 짧아지고 자주 가빠진다. 몸도 자주 붓고, 피로도 쉽게 쌓인다. 리스토러티브 요가에서 다양한 소도구를 통한 피부감각 활용과 편안한 호흡은 태아에게도 좋다. 특히 위스퍼 아 호흡은 임산부에게 추천하는 호흡이다.

옆으로 길게 누운 회복 자세

| Setting | 볼스터 1~3개, 담요 3~5개, 블록 2개

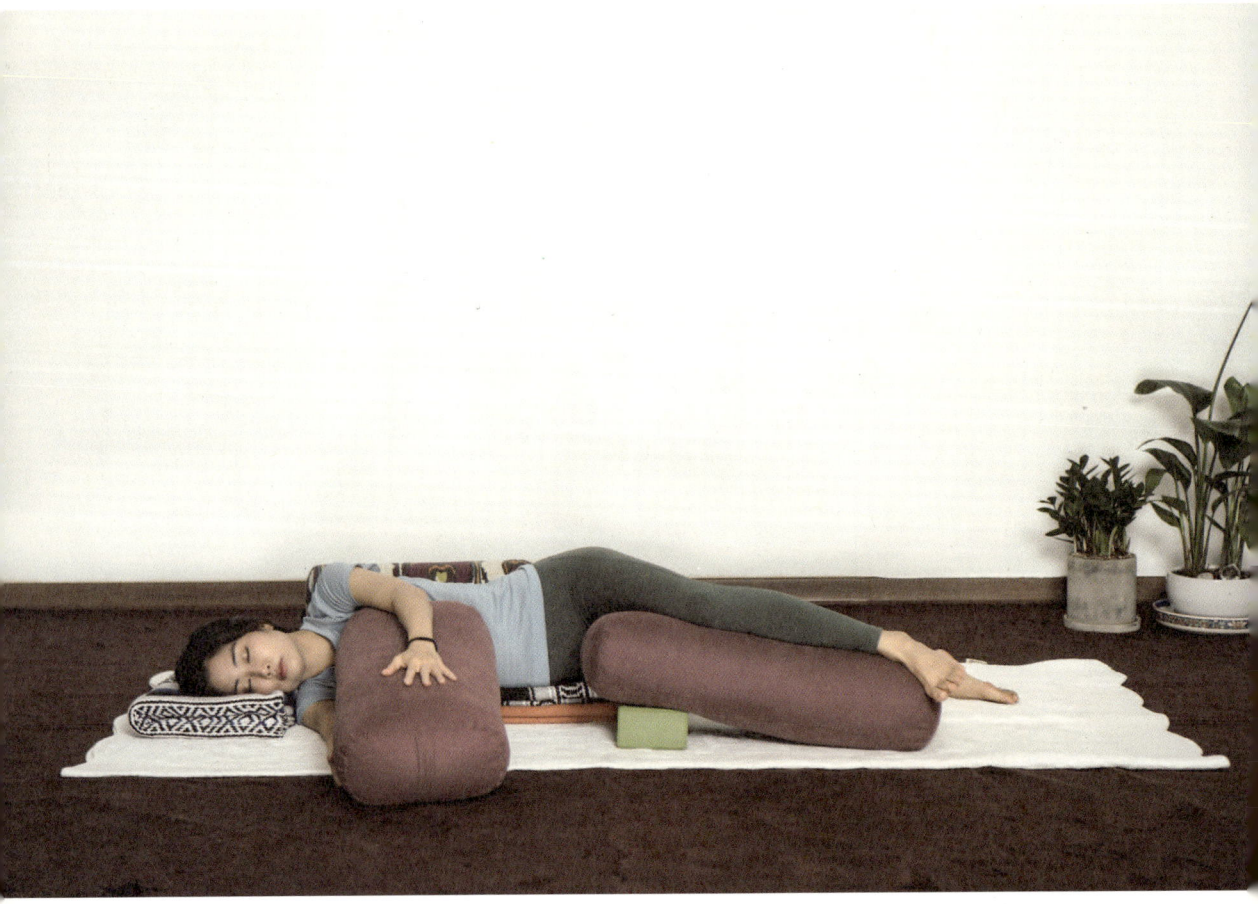

> How to

왼쪽으로 몸을 돌려 옆으로 길게 눕는다. 아래와 같이 5가지 알렉산더 테크닉 디렉션과 함께 자세를 정렬해 본다.

1. "내 목이 자유롭다."

2. "내 머리가 앞과 위를 향한다."

접은 담요나 블록으로 머리를 받쳐 바닥에 놓인 어깨가 압박되지 않게 한다. 서 있을 때처럼 옆으로 누울 때도 머리부터 척추 전체의 편안한 정렬이 매우 중요하다.

3. "내 척추가 길어지고 넓어진다."

접은 담요를 2~3개 겹쳐 둔다. 그 위에 허리와 골반 윗부분을 얹는다. 임산부의 경우 복부까지 받쳐 줄 수 있도록 담요를 앞으로도 넉넉히 위치시켜 준다. 또는 볼스터를 등에 기대 준다. 볼스터가 없다면 담요를 덮어주거나 벽을 가까이 두어도 좋다. 등 뒤 백그라운드를 의식하여 등의 안정감을 높여준다.

4. "내 다리와 척추가 서로 분리된다."

다리 쪽에 볼스터를 세로로 둔다. 왼 다리는 바닥에, 오른 다리는 볼스터 위에 두면 골반과 허리가 훨씬 편하며 골반의 틀어짐을 예방한다. 볼스터가 낮게 느껴진다면 골반과 가까운 볼스터 아래에 블록을 받쳐 준다.

5. "내 어깨가 중심으로부터 넓어진다."

어깨너비를 넉넉하게 유지할 수 있도록 오른팔 아래 볼스터를 받쳐 준다. 볼스터를 가로로 두고 볼스터의 끝을 가슴 가까이 가져와 가볍게 압박한다. 볼스터의 높이가 낮다면 블록을 볼스터 아래에 받쳐 준다.

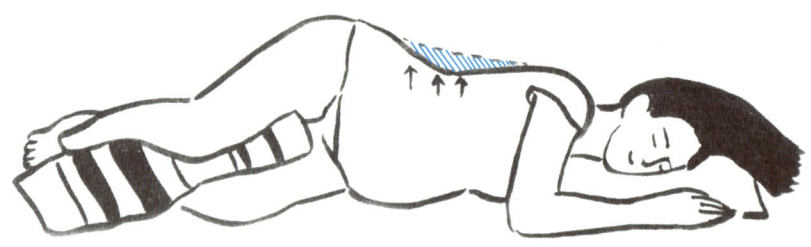

> *Advice*

보통 여성은 남성에 비해 골반이 크다. 그래서 옆으로 누운 자세에서 허리와 골반 사이의 높이차가 생겨 요추가 바닥 쪽으로 기울어진다. 골반이 큰 여성일수록 그 편차는 더 크다. 이런 이유로 여성은 옆으로 누운 자세에서 요추의 안정성이 떨어지고 디스크가 한쪽으로 더 많이 압박될 수 있다. 임산부는 평소 몸의 무게중심점이 앞으로 많이 쏠려 있어 요추의 부담이 이미 크다. 옆으로 누울 때도 허리에 부담을 줄일 수 있도록 세심한 주의가 필요하다.

담요 없이 누울 때보다 담요를 활용했을 때 허리의 안정성이 높아진다. 마치 서 있을 때 요추가 골반의 가운데 위치된 것처럼 옆으로 누울 때도 골반과 요추의 균형을 고려할 필요가 있다.

복부에는 대동맥, 대정맥이라는 매우 굵직하고 중요한 혈관이 있다. 대정맥을 통해서 혈액은 심장으로 되돌아간다. 임신 하반기로 접어들수록 자궁의 크기와 무게는 더 증가한다. 천정을 보고 바로 누울 때 커진 자궁이 대정맥을 압박할 수 있기 때문에 등 뒤에 베개를 높게 받치거나 좌측으로 몸을 돌려 누우면 눕기가 한결 편해진다.

개인차가 있지만 자궁은 여성의 주먹 한 개 정도 크기인데 임신 후반기 자궁은 500배 이상 커진다고 한다. 릴렉신(relaxin) 호르몬은 임신 중 분비량이 평소보다 월등히 증가한다. 이 호르몬은 근육과 인대를 이완시켜 골반그릇을 넓게 한다. 주수가 증가할수록 커지는 자궁을 넉넉하게 받쳐줄 수 있고 출산에도 용이하기 때문이다. 하지만 릴렉신 호르몬은 골반에만 작용하는 것이 아니라 전신 관절에 영향을 미친다. 근육과 인대의 안정적 톤이 떨어져 특히 하부허리와 골반통증이 커질 수 있다. 출산 후 벌어졌던 관절 주변이 원래대로 회복되는 과정에서 관절과 인대가 불균형한 채로 고정될 수 있다. 임신 때보다는 양이 줄지만 출산 후 6개월까지도 릴렉신 호르몬이 평소보다는 높은 편이여서 관절은 여전히 불안정한데 이는 위험요소이기도 하지만 체형을 새롭게 할 수 있는 가능성이기도 하다.

바른 자세에 있어 제일 중요한 것은 교정이 아닌 예방이다. 그래서 임신 기간뿐 아니라 출산 후에도 일상 습관은 매우 중요하다. 회복요가 때처럼 출산 후 아기를 돌볼 때 받침베개와 같은 도구를 잘 사용하여 엄마와 아기의 몸을 안정되게 받쳐준다. 임산부를 위한 올바른 움직임은 182~183페이지를 참고한다.

상체를 높게 세운 나비 자세

Setting

볼스터 1개(세로두기), 블록 2개(머리 아래: 중간 높이, 가로두기/등 아래: 낮은 높이, 가로두기)

How to

엉덩이를 볼스터 가까이 대고 볼스터 위에 등을 대고 눕는다. 임산부의 경우 꼬리뼈 부근이 예민하므로 엉덩이 아래 접은 담요나 방석을 받쳐 준다. 다리는 아래로 길게 뻗고 두 팔도 바닥에 둔다. 여분의 도구가 더 있을 때는 하단 사진처럼 팔과 다리를 추가로 받쳐 준다.

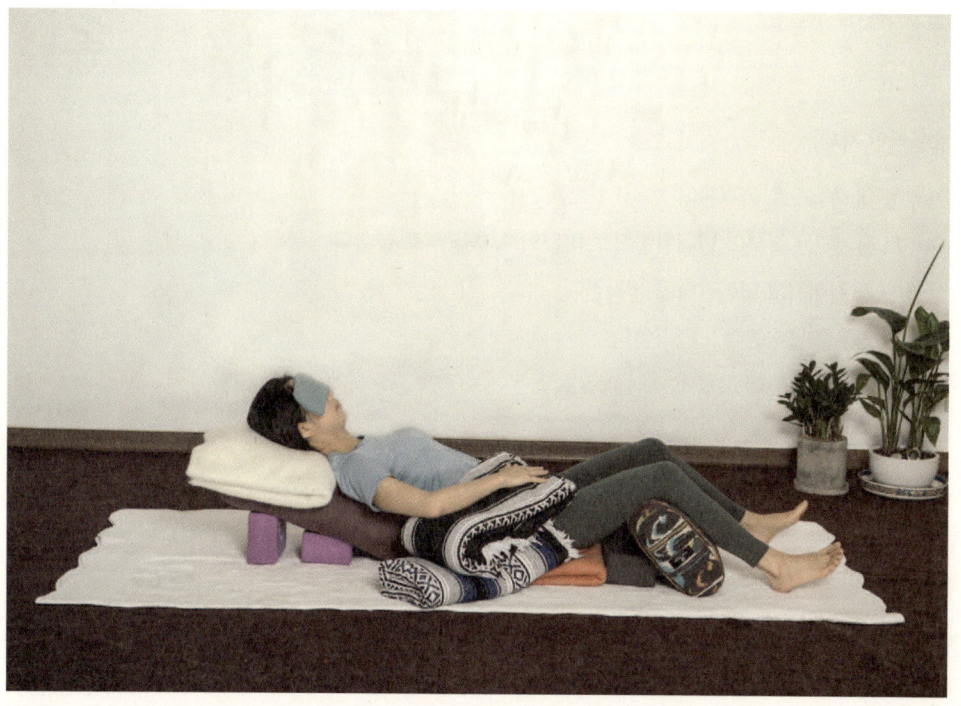

임산부를 위한 알렉산더 테크닉

1. 임신 중 서기

[비효율적인 자세]

복부가 몸을 아래로 끌어당기는 것을 보상하기 위해 다음의 모습이 관찰된다.

- 골반을 앞으로 내민다.
- 허리 근육을 과사용하여 긴장한다.
- 상체가 뒤로 젖혀지기 때문에
  손으로 허리와 골반을 짚는다.
- 어깨가 앞으로 굽고 머리가 앞으로 내밀어진다.
- 무릎을 뒤로 짓누른다.

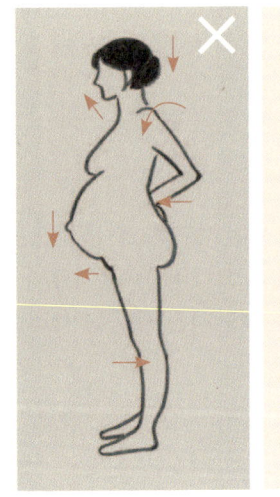 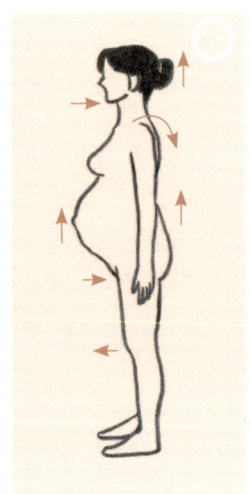

[효율적인 자세]

- 복부를 내 중심으로 가져온다.
- 아래로 당겨지는 복부와 반대방향으로 머리와 척추를 위로 향한다.
- 등 전체가 길어지고 넓어진다고 생각한다.
- 어깨가 좌우로 넓어진다고 생각한다.
- 발바닥 전체를 지면에 고르게 내려놓고 발 좌우에 체중을 균등하게 한다.

그림의 화살표 방향은 하나의 흐름을 나타내는 것일 뿐 딱딱하게 획일화된 방향은 아니다. 때문에 화살표 방향으로만 몸을 고정시키려 노력할 필요는 없다. 단지 효율적인 흐름을 전달하기 쉽게 표기한 것으로 상황에 따라 언제든 변화될 수 있다.

임신 중 올바른 서기는 출산 후 아기를 안을 때도 적용된다. 아기를 지탱하기 위해 배와 골반을 내미는 것이 아니라 아기의 무게를 나의 중심으로 가져온다.

2. 물건 들기

[비효율적인 자세]

가슴을 움츠린다. 하체는 고정하고 허리부터 구부린다. 무릎을 뒤로 짓누른다.

[효율적인 자세]

고관절, 무릎, 발목을 사용한 멍키 자세를 취한다. 책상과 의자, 스마트폰에 길들여지지 않은 아이들은 멍키 자세의 달인이다. 아이의 움직임을 충분히 관찰하고 배우면 좋다.

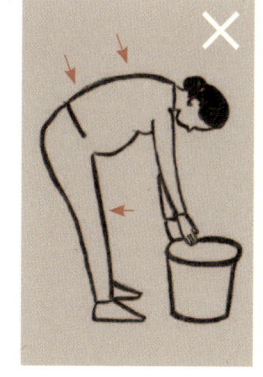
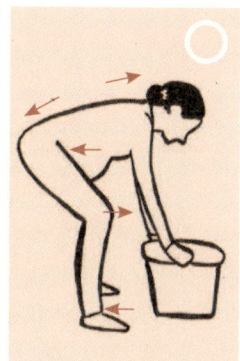

많은 이들이 물건을 들기 시작할 때 하체관절을 쓰지 않고 등과 허리부터 구부려 움직인다. 이는 허리 통증을 가져올 수 있어 임산부의 경우 더욱 주의가 필요하다. 뒷다리가 유연한 요가강사들의 경우 척추와 무릎을 뻣뻣하게 펴고 폴더처럼 몸을 반 접어 상체를 숙여 물건을 드는 경우가 종종 관찰된다. 그리고 상체를 세울 때는 허리 반동으로 일어나는데 이 또한 허리의 긴장을 가중시킨다. 물건 들기의 핵심은 하체관절의 사용에 있다.

3. 의자에 앉기

[비효율적인 자세]

등받침대에 체중을 완전히 싣고 기댔을 때 허리와 천골에 체중이 가해진다.

[효율적인 자세]

좌골을 인지하여 앉는다. 좌골과 다리로 체중 분산이 되어 허리의 피로가 줄어든다.
(좌골 그림: 61페이지 참고)

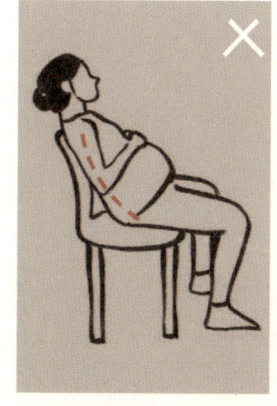
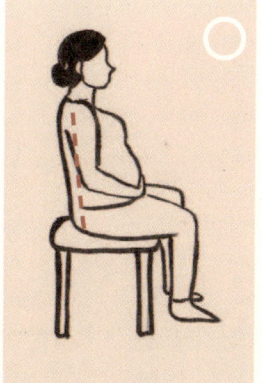

PART 10

보이스를 힐링하는 요가

Episode

좋은 발성을 돕는 리스토러티브 요가

    성대는 인간이 가진 아름다운 악기이다. 말을 할 때 손바닥을 목에 얹어 보면 진동이 경험된다. 공기가 성대를 지나면서 진동과 소리가 발생하기 때문이다. 그렇지만 좋은 발성이란 단순히 성대에만 의존하지 않는다. 몸에 축적된 긴장과 잘못된 발성습관은 성대에 영향을 미친다. 몸의 긴장이 성대에 반영된다는 점에서 넓게 보면 우리 몸 전체가 악기라고 볼 수 있다. 리스토러티브 요가는 몸 전체의 긴장을 해소하기에 발성에 긍정적인 영향을 준다. 발성훈련이 중요한 배우, 가수, 강연자라면 리스토러티브 요가를 꾸준한 수련하길 권한다. 호흡과 발성훈련에 매우 에센스 같은 수련이 될 것이다.

    몸 전체가 발성에 영향을 준다는 것은 척추 인지를 통해 쉽게 비교해 볼 수 있다. 먼저 척추를 짧고 딱딱하게 고정된 막대라고 상상해 보고 호흡을 관찰해 보고 아~ 소리를 내 본다. 다음에는 척추를 물로 채워진 길고 탄력 있는 풍선이라고 상상해 보고 호흡과 발성을 해 본다. 그 차이를 비교해 본다. 이 간단한 활동은 척추 인지에 따라 발성이 어떻게 달라지는지 보여 준다. 척추가 그라운딩되고 부드럽게 연결되었을 때 발성은 훨씬 풍성해진다.

soma study : 성대

성대(vocal cords)는 후두에 위치한 'V'자 모양의 점막 주름이다. 폐에서 올라오는 공기가 양 갈래 주름 사이 즉, 성문을 통과하면서 여러 발성기관과 공명을 일으켜 목소리가 발생된다. 공기를 마실 때는 성대 주름이 이완되어 열리고, 숨을 참거나 목소리를 낼 때는 좁아진다. 성대는 숨뇌에서 나오는 10번째 뇌신경인 미주신경에 영향받는다. 신체의 피로와 긴장이 성대 상태와 목소리에 고스란히 드러날 만큼 성대는 매우 민감한 부분이다. 그렇기 때문에 올바른 몸의 사용, 충분한 휴식, 편안한 발성습관은 너무도 중요하다.

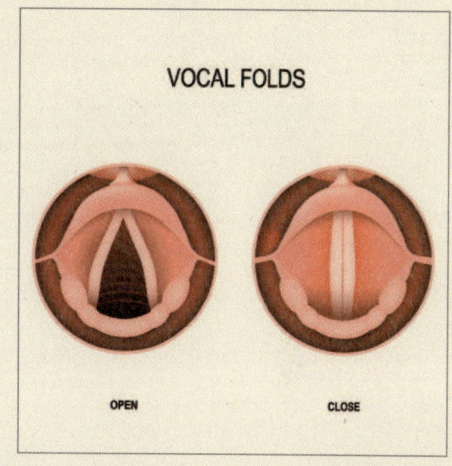

보이스: 파워풀한 이완 도구

　목소리는 그 사람의 존재감과 상태를 표현한다. 리스토러티브 요가 지도자는 목소리 하나만으로도 깊은 쉼과 안정감을 이끌어 낼 수 있다. 많은 스타일의 요가 중 지도자의 발성이 가장 중요한 수업이 리스토러티브 요가다. 그라운딩된 발성은 싱잉볼의 파동만큼 치유 효과가 크다. 리스토러티브 요가는 몸이 휴식 파동을 민감하게 수용하도록 만들어 준다. 여기에 안정된 파동을 담은 목소리가 더해진다면 더욱 깊이 있는 회복이 펼쳐진다.

소리 명상

허밍 명상

   턱 주변과 얼굴 전체를 부드럽게 한 후 입술을 가볍게 닫고 '음~' 하는 허밍 소리를 낸다. 소리 진동이 치아, 입술, 턱, 머리, 목으로 전달된다. 양 손바닥으로 목을 감싸 진동을 더 적극적으로 경험해도 좋다. 주의할 점은 소리를 너무 길게 내려고 복부를 조여 압박하지 않는다.

차크라 소리명상

   차크라별로 소리 내어 발성한다. 몸 주변 공간으로, 몸 안의 공간으로 내 목소리가 울려 퍼진다. 소리라는 것은 '들을 수 있는 진동'이다. 진동이 어떻게 퍼지고 어떻게 들리는지 살펴본다. 차크라 1번을 의식하고 '어' 사운드를 낸다. 3~5번 반복 후 다음 차크라로 넘어간다. 복잡하게 느껴진다면 '아' 사운드(4번 차크라소리)만 반복해도 좋다.

[차크라 사운드]

1번 차크라: 어

2번 차크라: 우

3번 차크라: 오

4번 차크라: 아

5번 차크라: 아이

6번 차크라 : 에

7번 차크라: 이

[192p 차크라 그림 참고]

내면의 만트라: 소-함

소리를 밖으로 내지 않고 침묵 속에서 내면의 만트라를 행한다. 마시는 숨에 소so, 내쉬는 호흡에 함ham 만트라를 반복한다.

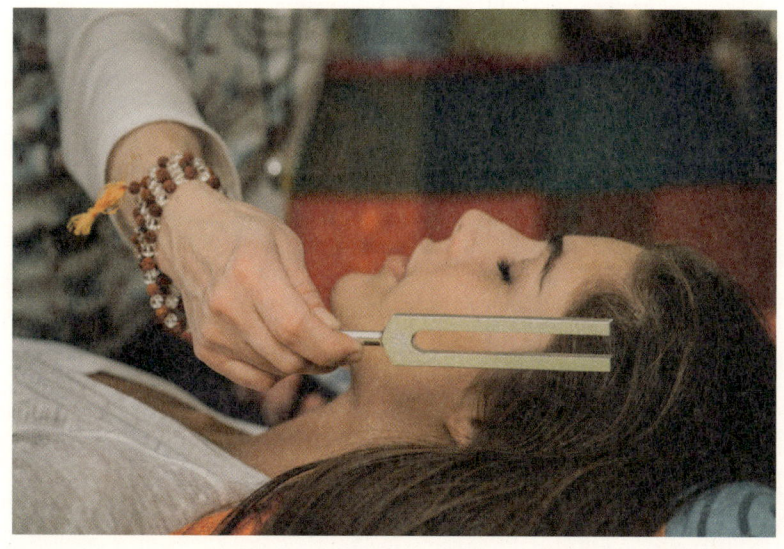

차크라와 사이매틱스

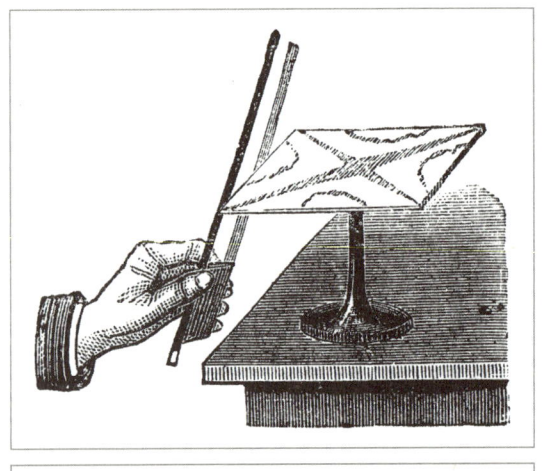

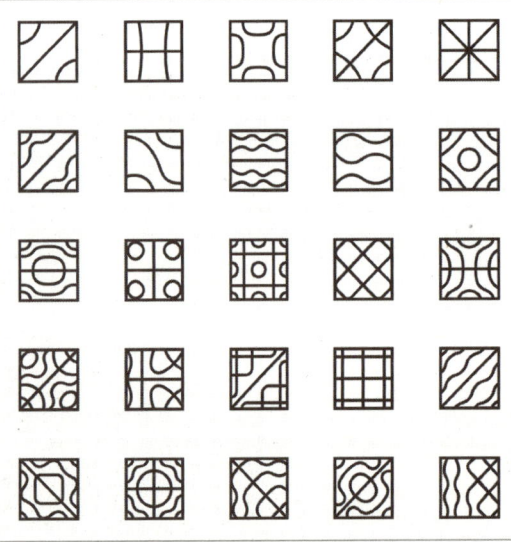

| 주파수별 클라드니 패턴

사이매틱스

사이매틱스cymatics는 소리를 눈으로 시각화시킨 기법이다. 소리 자체는 진동이며 그 진동이 물질에 어떤 영향을 주는지 눈으로 보는 일은 매우 놀랍다. 사이매틱스에서는 주로 물이나 모래처럼 외부 진동에 형태가 쉽게 변화되는 매질을 이용한다. 에른스트 클라드니(Ernst Florens Chladni, 독일 물리학자, 음향학의 아버지)는 금속판 위에 모래가루를 뿌리고 활로 진동을 일으켜 진동주파수에 변화를 주면 모래가루에 일정한 패턴이 생기는 것을 발견했다. 이 도형들을 '클라드니 패턴'이라 부른다. 주파수가 낮을 때는 도형 패턴이 단순하며 주파수가 높을수록 복잡하고 정교한 무늬가 드러난다. SK이노베이션에서 사이매틱스 아트를 이용한 광고를 통해 소리를 눈으로 보는 즐거움을 선보인 바 있다.

차크라

요가에서는 차크라Chakra 개념이 상당히 중요한데 7개의 차크라를 상징하는 만다라 무늬 역시 차크라별 진동수를 색깔과 패턴으로 시각화한 사이매틱스라 볼 수 있다. 현대 양자물리학에서는 "모든 입자는 고정적이지 않고 진동하는 에너지 형태 즉 파동이다"라 말한다. 이는 '존재하는 모든 것의 본질은 진동'이라 말해 왔던 요가 스승들의 이야기와도 일치한다.

차크라를 상징하는 무늬를 살펴보면 진동이 느린 1번 차크라의 경우 꽃잎이 4개로 단순하며 상위로 올라갈수록 꽃잎이 많아지고 문양이 복잡해진다. 또한 7가지의 색깔에서 진동이 낮은 붉은 색은 하위 차크라, 진동이 높은 보라색은 상위 차크라로 연결되어 있다. 보이진 않지만 목소리를 낼 때 일정한 진동과 에너지가 몸에서 발생된다. 몸에 그라운딩된 발성은 차크라와 연결된 진동으로서 몸과 오라장astral body에 변화를 줄 것이다.

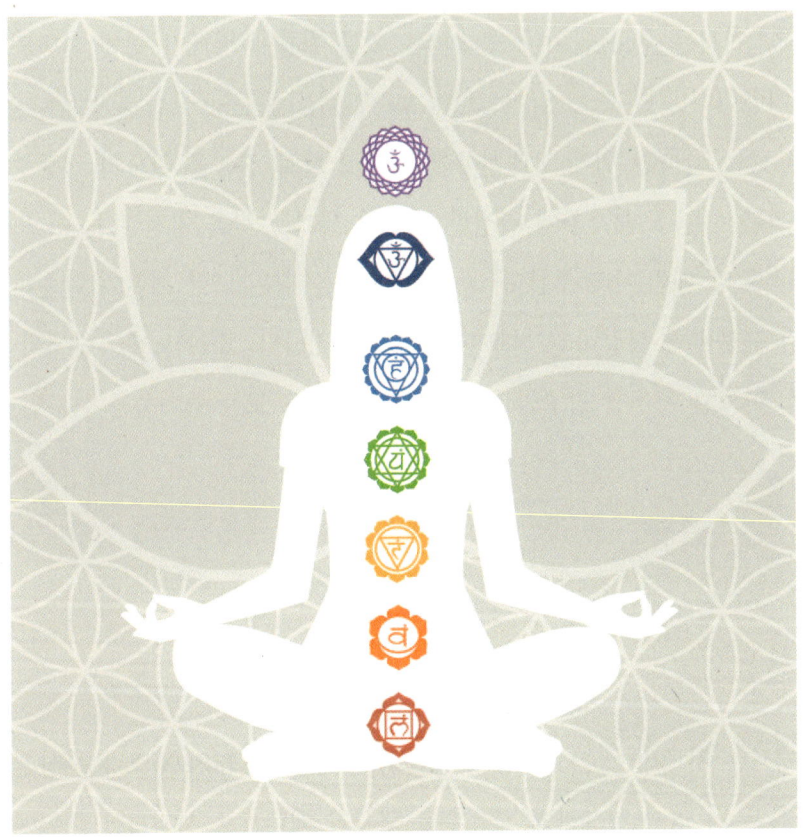

7개의 차크라

1번 차크라는 4잎(회음부 위치, 꼬리뼈와 연결), 2번 차크라는 6잎(단전, 천골과 연결), 3번 차크라는 10잎(상복부, 태양신경총과 연결), 4번 차크라는 12잎(가슴 중심), 5번 차크라는 16잎(목), 6번 차크라는 96잎(미간), 7번 차크라는 천 잎의 연꽃으로 상징되며 정수리와 연결된다.

싱잉볼 사운드테라피가 주는 조화로운 회복

싱잉볼은 재질과 만드는 방식에 따라 구별된다. 메탈 싱잉볼은 7개의 금속으로 이뤄져 있어 소리진동이 다양하게 일어난다. 백수정 가루를 고온에 구워 만든 크리스탈 싱잉볼은 청아하며 음이 명확하다. 리스토러티브 요가에 싱잉볼을 활용하면 다음과 같은 시너지가 일어난다.

혜택_

1. 그라운딩의 이해가 깊어진다. 몸을 둘러싼 외부 공간과 몸의 내부 공간 인지를 돕는다.
2. 몸의 전체적인 연결을 회복시켜 준다.
3. 근육과 근막의 테라피 효과가 있다.
4. 애씀 없이 명상상태를 자연스럽게 경험하게 된다.
5. 주변 공간 정화효과가 있다.

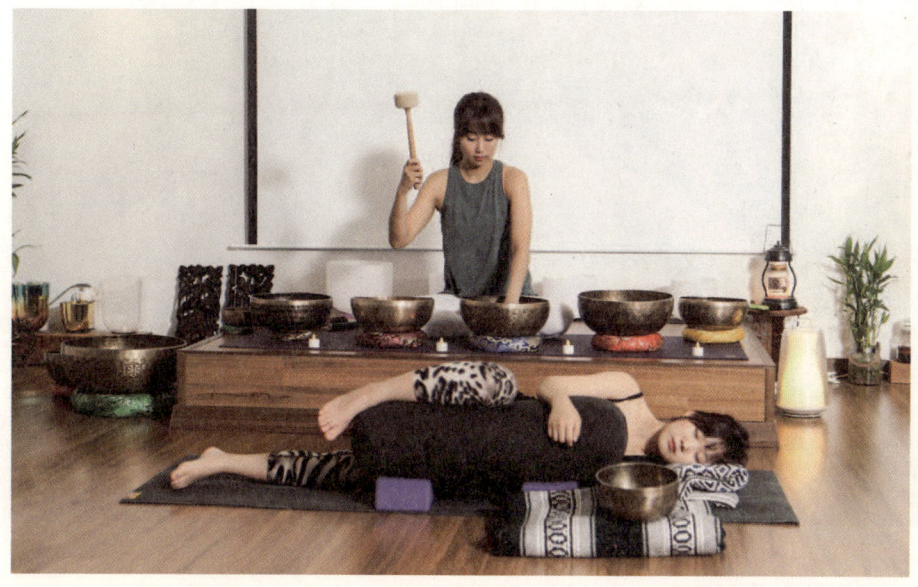

| 회복요가와 싱잉볼 소리 명상

체험후기_

"싱잉볼을 복부에 얹고 진동을 느끼는데 얼굴과 눈 주변 근육이 찌릿하게 움직였어요. 세션 후 하루 종일 배가 가볍고 맑아서 기분이 좋았어요. 오른쪽 엉덩이에 싱잉볼 진동을 받았는데 왼발목에서 찌릿한 자극이 와서 신기했어요."

"몸이 액체로 이뤄졌다는 말이 사실 와닿지 않았었는데 싱잉볼 세션을 받아보니 '아~ 이런 느낌이구나.' 하고 몸으로 이해가 되었어요. 손에 진동을 주었는데 골반을 타고 다리까지 전달되는 게 내 몸이 이렇게 연결되었구나 싶었어요."

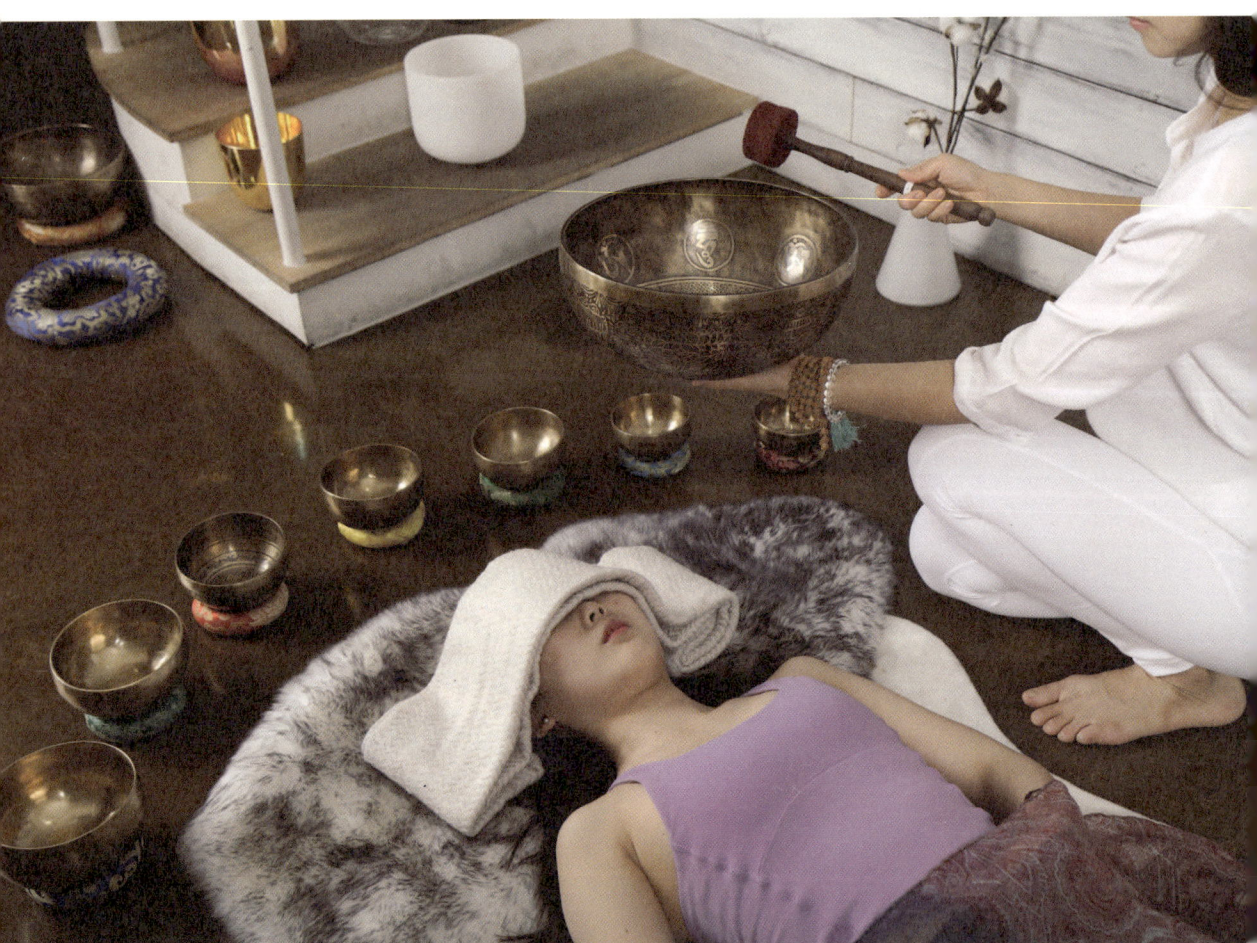

| 몸과 거리를 두고 싱잉볼 파동을 전달하는 소리 샤워

"섬세한 파장이 온몸을 마사지해주는 느낌이었어요. 소리가 마음을 편안하게 해서 잠이 솔솔 왔어요. 진동이 몸 안으로 깊게 파고들었고 넓게 퍼지는 느낌이었어요."

"신기하게 아픈 데부터 자극이 먼저 일어났고 불면증으로 몇 주째 숙면을 못 취했는데 세션을 받고 나니 온몸이 개운해졌어요."

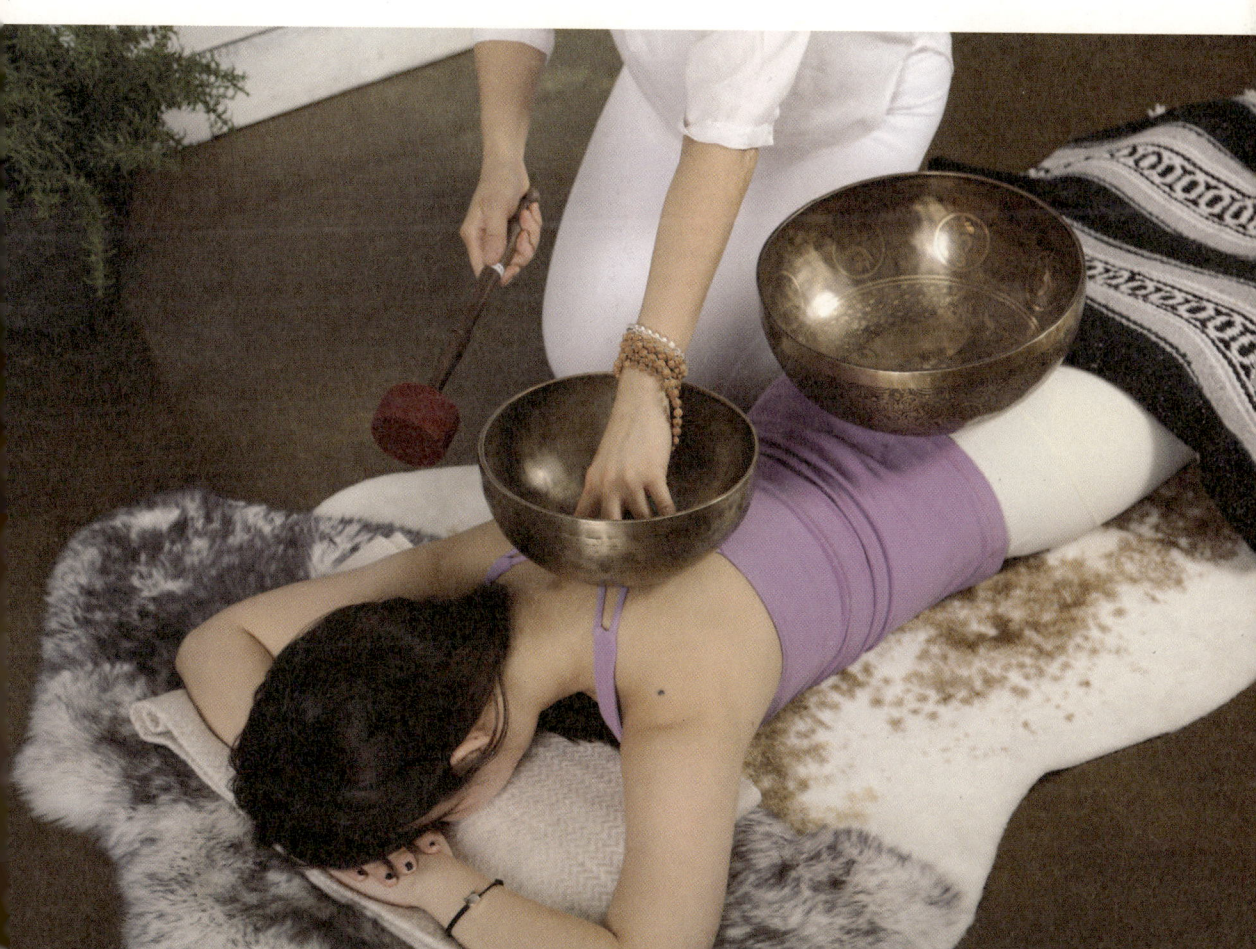

| 몸 위에 싱잉볼을 얹고 진동을 직접 경험하는 바디 테라피

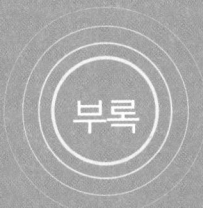

🎧 추천 음악

Dorothy guthrie의 Restotative yoga music 앨범 중 'skin sensation'
Miten & Deva Premal의 'So Much Magnificence'
Krishna das의 'baba hanuman'
Imee Ooi의 'The Chant of metta (자비송)'
Ocean waves tibetan singing bowls for PINEAL GLAND ACTIVATION.
방용석의 '숲에 내리는 비', '풀벌레소리'

회복을 위한 작은 공간 만들기

집에서도 매일 15분씩 달콤한 휴식을 일상에서 누려 보자. 나를 위한 달콤한 휴식 공간을 작게 마련해 본다. 요가매트 한 개의 공간만 있으면 된다.

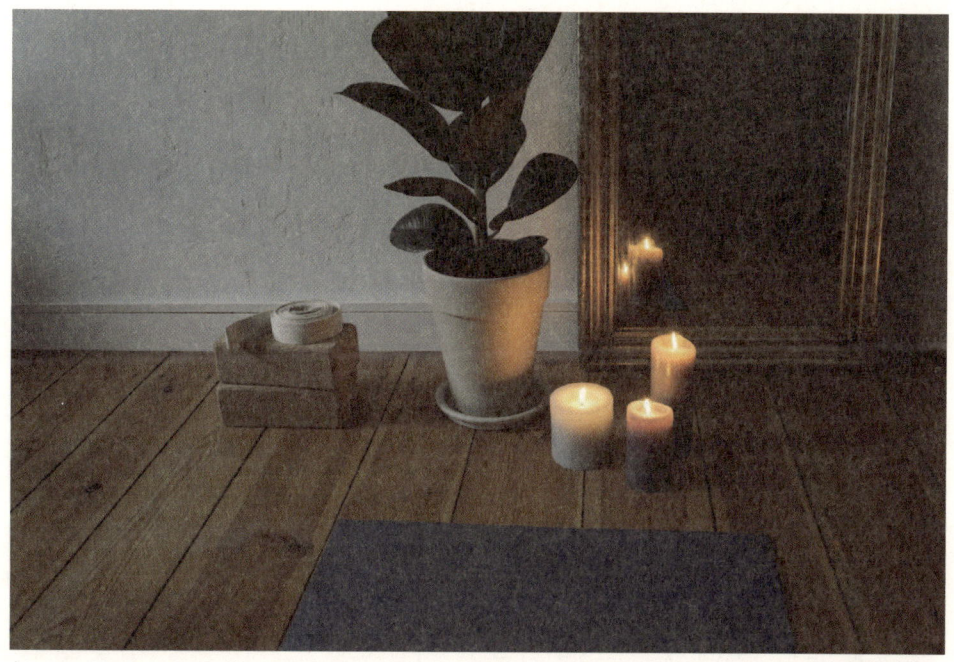

1. 볼스터, 요가 블록, 담요나 방석 여러 개, 아로마 오일, 아이필로우 등 필요한 도구를 준비한다. 바닥에는 요가 매트나 담요, 이불을 깔아 둔다.

2. 온도와 습도: 공간의 쾌적함과 포근함이 필요하다. 추위는 근육을 긴장시키고 이완을 방해한다.

3. 조명을 은은하게 둔다. 무드 조명등을 사용해도 좋다.

4. 복장은 넉넉하고 편안한 옷을 입는다. 허리벨트, 액세서리, 안경, 머리끈은 빼 둔다. 강하게 조여진 머리끈은 두피의 이완을 방해할 수 있다.

5. 숨이 차분해지는 음악을 활용한다. 때로는 음악 없이 적막함을 누리는 것도 너무 좋다.

6. 휴대폰은 잠시 멀리 둔다. 가능하다면 휴식공간과는 핸드폰을 분리해 둔다.

아로마 테라피: 향기의 마법

　식물은 동물과는 달리 한번 뿌리내린 서식환경을 스스로 바꿔 이동할 수 없다. 그래서 유해한 해충과 균으로부터 자신을 지키기 위해 휘발성 방어물질을 내뿜는다. 대표적으로 침엽수에서 많이 뿜어져 나오는 피톤치드가 있다. 이렇게 식물들마다 자신을 지키기 위한 방어물질들을 갖고 있다.

　그 성분들을 농축한 것이 아로마 오일이며 이를 테라피로 활용해 온 역사는 매우 오래되었다. 한방에서 한약을 쓰는 것처럼 서양에서는 다양한 허브를 이용해서 심신의 건강을 다스려 왔다. 대부분의 아로마 오일이 면역력 증진, 살균 효과, 혈액순환 증진 효과가 있으나 이완과 각성효과는 아로마에 따라 다르다.

　아로마의 역사는 매우 오래되어 고대 이집트에서는 미라의 소독 및 방부제로 활용되었고 아기 예수님의 탄생을 알리는 큰 별을 따라 먼 동방에서부터 베들레헴을 방문한 동방 박사들이 가져온 3가지의 귀한 선물 중 2개가 유향, 몰약이었다. 몰약myrrh은 멀, 미르라고도 불린다. 유향은 프랑킨센스 Frankincense로 종교의식에 활용되었던 성스러운 오일이다. 항염, 항균 효과가 뛰어나고 불면증이 있을 때 심신을 부드럽게 완화시켜 준다. 한편 중세시대엔 흑사병으로 유럽 인구 3분의 1이 희생되었을 때 로즈마리와 같은 허브를 태워 공기를 소독하였고 아메리카 대륙의 원주민들은 화이트 세이지를 태워 공간을 정화하였다.

　기운이 처지면 처지는 대로 쉬면 좋지만 일을 해야 한다면 가라앉은 상태가 무척 버거울 때도 있다. 그럴 때는 시트러스계 감귤류 오일을 추천한다. 레몬 오일, 오렌지 오일, 자몽 오일, 베르가못 오일이 대표적이다. 달콤상큼한 향으로 기분을 밝게 해 준다. 울적하고 에너지가 처지는 시기가 여자에겐 매달 일정하게 돌아오는 만큼 나를 도와줄 지원군처럼 시트러스 오일을 써보면 좋다.

　우아한 매력을 즐기고 싶다면 로즈 앱솔루트 오일을 추천한다. 용량은 작고 가격은 다소 비싸지만 한두 방울만 써도 충분하기 때문에 나만을 위한 사치를 오래 즐길 수 있다. 깊은 그라운딩 감각이 필요할 때는 샌달우드sandalwood가 좋다. 백단향이라고도 불리는데 인도에서는 노점에서 나무 조각으로도 많이 팔고 가루를 물에 개어 이마와 미간에 바르기도 한다. 이 오일이 왜 명상오일로 불리는지 직접 사용해 보면 이해할 수 있다. 신경이 예민해서 잠이 잘 안 올 때 일랑일랑 오일도 매우 효과적이다.

　시간에 상관없이 그때의 컨디션에 맞춰 사용해도 좋지만 나의 경우는 주로 잠자기 전에 사용한다. 베이스 오일이나 무향 로션에 아로마 오일을 떨어뜨리고 가슴과 배, 천골 주변에 바른다. 아로마 오일은 병에 담긴 상태에서 향을 맡을 때와 온기로 발향될 때의 향이 다르다. 몸에 아로마 오일을 사용하면 체온에 의해 향이 은은하게 발산된다. 오일을 바른 후 손바닥을 그릇처럼 모아 코앞에 대고 향을 호흡하면 좋다. 잠시 좌선을 하고 향을 음미하는 것은 밤에 누릴 수 있는 나만의 감각적 즐거움이다.

　아로마를 통해 일상에서 손쉽게 자연의 에너지를 만난다는 것은 매우 멋진 일이다. 하지만 아무리 좋은 아로마도 밀폐된 공간에서 많은 양을 한꺼번에 사용하는 것은 좋지 않다. 특히 아로마 인센스를 피우거나 향초를 쓸 때는 환기가 중요하며 화재 위험도 주의해야 한다.

(마무리 글)

: 낯섦으로의 여행

    눕고 앉는 것은 누구나 하는 것입니다. 하지만 리스토러티브 요가에서 이 사소한 움직임 그리고 멈춤pause과 흐름flow은 중요한 수련 주제가 됩니다. 이것을 주제로 여길 때 익숙함 속에서 새롭게 낯섦을 발견합니다.

    익숙함은 편안함을 주기도 하지만 유연함이 사라지면 프레임(frame, 틀)이 됩니다. '가진 게 망치뿐이라면 모든 게 못으로 보인다.'는 영화 〈컨택트〉의 대사처럼 프레임은 해석과 패턴을 가져옵니다.

    우리의 삶 대부분은 경험에 대한 해석을 통해 만들어집니다. 그래서 프레임의 목적과 기능을 잘 알아야 합니다. 틀 안에서 머물 때는 이것을 스스로 인지하기란 쉽지 않습니다. 틀을 알기 위해서는 틀 밖으로 한 걸음 물러서 보는 경험이 필요합니다. 위치적인 변화가 필요합니다. 처음과 끝은 통하듯 대비되는 힘이 드러날 때 비로소 나의 상태가 또렷이 확인됩니다. 그때 터널처럼 좁아진 시야를 고집하고 있었음을 자연스럽게 발견할 수 있습니다.

    틀과 형식이 없어져야 한다고 말하는 것이 아닙니다. 이것을 자유이자 개성으로 잘못 이해하는 경우가 많습니다. 그보다 틀의 필요와 기능을 이해하고 틀의 안과 밖을 선택할 수 있는 힘을 갖추는 것이 중요합니다. 이것이 내 삶의 든든한 뒷배경이 되어 줍니다.

익숙함 밖에 서보기 위해선 낯설음이 필요합니다. '낯설게 하기'는 심리학, 문학, 연기 분야에서도 적용됩니다. 요가와 영성 분야에서는 '모름'으로 표현합니다. 일상에서 낯설음을 발견할 수 없을 때 우린 여행을 통해 낯선 시선을 삶에 등장시킵니다. 낯설음을 통해 생생해지려 합니다. 생생함이란 살아 있음과 같은 말이기 때문입니다.

제가 인도 여행을 갔을 때 신기했던 것은 일상을 사는 사람들과 여행자가 공존하는 풍경이었습니다. 특히 타지마할을 방문했을 때 매우 인상적이었습니다. 평범한 가정집들과 가게들이 타지마할을 둘러싸고 있었는데 타지마할에는 눈길 줄 틈도 없이 분주하게 걷고 일하는 마을 사람들을 보니 그들에게 있어서 타지마할은 아름답기도 하지만 일상을 채우는 단순한 배경인 듯했습니다. 하지만 저처럼 타지마할을 처음 본 여행자는 처음이자 마지막인 듯 감흥에 젖기 마련이죠. 그 대비적인 모습이 생생히 교차되는 순간이 아직도 기억에 남습니다. 현실에서 잠시 분리된 느낌이었습니다.

인도여행을 마치고 한국으로 돌아온 후 금세 익숙해진 집 주변을 걷다가 갈 길만 무심히 응시하는 제 모습을 보니 여행할 때와 사뭇 다르다는 걸 알게 되었습니다. 만약 여기가 여행 와서 잠시 사는 곳이라면 이 풍경들이 어떻게 보일까 생각해 보았습니다. 그제야 익숙함에 묻혀 관심을 끌지 못했던 길 위의 소소한 풍경들이 눈에 들어오고 시야가 넓어졌습니다. 여행은 삶에 낯선 시선을 드러내는 하나의 채널이었다는 걸 무감각하게 걸었던 길 위에서 다시금 확인할 수 있었습니다. 여행의 본질은 어떤 장소인가가 아니었습니다. 낯설음이 드러나는 순간들 자체가 모두 여행이었습니다.

故 강병석 선생님은 "초능력, 생각을 읽고 오라를 보는 능력, 그런 것이 대단한 게 아니라 네가 여기 인간으로서 존재할 수 있다는 것 그 자체가 신비야. 그게 어떻게 가능하냔 말이야. 그걸 모르면 넌 삶이 선물이라는 것을 절대 이

해할 수 없어."라고 말했습니다.

삶은 자주 불만족스럽습니다. 해서 더 나은 내가 되어 내 삶을 보다 높은 곳으로 가져다 놓고자 합니다. 그래야 변수가 많지 않은 행복을 얻을 수 있다고 여겨집니다. 보장성 행복을 꿈꾸다 보면 잊어버리는 것이 있습니다. 인간이라는 독특한 출발선입니다. 병석님은 네가 인간으로 지금 여기 존재하는 것 자체가 당연하지 않은 일이라고 말하였습니다.

내가 겪는 현실적인 문제와 어떻게 다뤄야 할지 모를 감정들을 인간이기에 경험하는 우리 모두의 마음과 감정들로 바라볼 수 있다면 내 문제는 어떻게 해석될까요.

'나만 왜 이럴까?'가 아니라 '나 역시 그렇구나.' 할 때 내 짐이 조금은 가벼워집니다. 문제를 버거워하는 나의 부족함에 초점을 두기보다 경험 자체에 관심이 가게 됩니다. 경험을 이해하는 시선이 생깁니다. 그때 나는 그냥 존재해도 됩니다. 더는 나를 부족하고 모자라다는 평가로 몰아붙이지 않아도 됩니다.

리스토러티브 요가 수련도 마찬가지입니다. 더 나은 내가 되어야 할 맥락으로 돌아갈 필요가 없습니다. 그냥 나로 있어도 넘치게 충분하고 여기 단순히 머물러 숨 쉴수록 더 근사함을 누리게 됩니다. 나 자체로 너무도 괜찮다는 온전함을 스스로에게 확인하는 시간입니다. 볼스터 위에 가슴을 맞대고 내려놓을 때 볼스터의 안정감이 가슴에 접촉됩니다. 순간 몸이 행복해하는 걸 느끼곤 합니다. 긍정적인 사람이 되자, 자존감을 높여야 한다, 나는 행복해야 한다고 애써 나를 설득하지 않아도 됩니다.

알렉산더 테크닉에서는 넌두잉(non-doing, 하려 하지 않음, 무위)을 말합니다. 넌두잉은 완벽함이 아닌 온전함입니다. 넌두잉 역시 나 자체로 그냥 괜찮구나 말할 수 있는 바탕입니다. 꽉 막힌 정답이 아닌 상황에 따라 깨어 유연할 수 있는 적절함입니다. 그 바탕에 접촉될 수 있는 공부 길은 여러 가지가 있지만 리스토러티브 요가를 통해서도 그것을 경험해 볼 수 있습니다.

지금까지 리스토러티브 요가라는 큰 주제를 중심으로 몸, 생각, 감정, 이완, 긴장, 호흡 등 다채로운 이야기들을 풀어 봤습니다. 요가적인 관점에 제한되지 않고 알렉산더 테크닉과 소마틱스 관점을 함께 다루었습니다. 누군가에게는 어려웠을 수도 있고 누군가에게는 쉬웠을 수도 있습니다. 하지만 얼마나 이해했는가를 떠나서 이 책과 함께한 시간이 여러분에게는 낯설지만 호기심을 반짝이게 한 작은 여행이었기를 바랍니다.

여행을 떠나면 서툴고 바보 같은 순간들을 반드시 겪게 됩니다. 여행은 예측불허의 변수가 존재하는 세계로 한 발자국 걸어 들어가는 일입니다. 계획대로 흐르는 여행을 꿈꾸지만 실제로 처음 방문한 여행지에서 그런 것은 불가능합니다. 코앞의 길도 더듬고 헤매기 일쑤입니다. 그 지역 문화에 대한 상식이 서툴 때는 마음과는 달리 실례를 저지르기도 합니다. 그런데 이상하게도 그렇게 헤매던 여행들이 기억에 또렷이 남습니다.

모든 배움의 과정은 여행과 닮았습니다. 특히 이완수업은 인지를 바탕으로 하다 보니 처음에는 알 듯 모를 듯 불투명해 보입니다. 어떤 사람들은 그 과정을 갑갑해하고 스트레스를 받습니다. 배운 것을 빨리 파악하고 한 번만 배워도 뭔가 남아야 하는데 그렇지 않으면 쉽게 조급해합니다. 하지만 그때도 명료해진 부분이 분명 존재합니다. 무엇을 모르는지가 명료해집니다. 배우기 전에는 자신이 무엇을 모르는지조차 몰랐기 때문입니다.

배움은 내가 무엇을 모르는지를 명확하게 하는 과정입니다. 모름이 또렷해지는 것 자체가 배움의 여정입니다. 실제로 이것이 진짜 길을 안내하기 시작하죠. 모름이 뚜렷해야 무엇이 필요한지도 뚜렷해집니다. 잘 모른다는 경험을 즐기는 사람이 있는가 하면 스트레스를 받는 사람도 있습니다. 둘 다 모르는 사람이지만 모름을 대하는 태도가 다른 것입니다.

　답을 빨리 주고 헤매지 않게 노하우를 재빨리 건네는 교육일수록 처음에는 재밌습니다. 그런데 그것은 자칫 학생의 탐구를 방해할 수도 있습니다. 탐구하는 태도를 기르지 못하고 답습적이고 기계적인 지식만이 남을 수 있습니다.

　배움 속에서 헤매고 서툰 과정은 누구든 어차피 겪습니다. 리스토러티브 요가에서도 그렇습니다. 때문에 처음부터 좋은 느낌들이 만발했다고 기뻐할 필요도 없고 처음부터 잘 모르겠다고 실망할 필요도 없습니다. 넓은 시선이 필요합니다. 단순하게 모르는 것을 확인하고 그럼에도 불구하고 반복하면서 진짜 여러분만의 배움을 결실로 만나길 바랍니다.

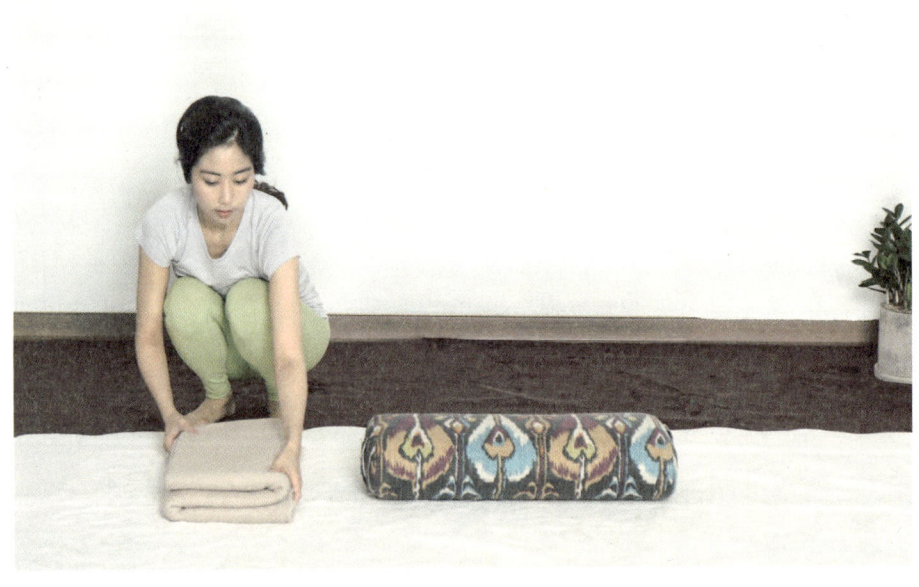

참고 문헌

스마트요가 / 데이비드 무어 저, 최다희 이태환 역 / 2019
건강한 내 몸 사용법 알렉산더 테크닉 / 최현묵, 백희숙 저 / 2016
알렉산더 테크닉 척추건강 회복법 / 데보라 캐플란 저, 최현묵, 백희숙, 박세관 역 / 2016
요가 디피카 / B.K.S. 아헹가 저, 현천 역 / 1997
요가사전(요가와 탄트라에 대한 백과사전) / 게오르그 포이에르슈타인 저, 김재민 역 / 2017
회복요가 / 게일 부어스타인 그로스먼 저 / 2015
코어인지 / 리즈 코치 저, 최광석 역 / 2013
엔들리스 웹 / 루이스 슐츠, 로즈마리 페이티스 저, 최광석 역 / 2015
소마틱스 / 토마스 한나 저, 최광석 역 / 2012
소마지성을 깨워라 / 리사 카파로 저, 최광석 역 / 2013
15분 소마운동 / 마샤 피터슨 저, 최광석 역 / 2014
부드러운 움직임의 길을 찾아 / 토마스 한나 저, 김정명 역 / 2013
인식의 도약 / 페니 피어스 저, 김우종 역 / 2015
심리치료와 명상 / 존 웰우드 저, 최해림 역 / 1989
접촉 / 베르너 바르텐스 저, 김종인 역 / 2016
당신의 목소리를 해방하라 / 실비아 나카쉬, 발레리 카펜터 저, 김정은 역 / 2015
요가저널 (영문판) / 2017년 4월호
근육재훈련요법 / 크레이그 윌리암슨 저, 권경렬, 최광석 역 / 2018
뉴만 키네시올로지(2판) / 도널드 A.뉴만 저, 채윤원 외 역 / 2011
그림으로 보는 근골격 해부학(5판) / 정진우 저 / 2018

출간후기

몸과 마음을 모두 내려놓고 진정한 휴식을 취하는
리스토러티브 요가가 끊임없이 지쳐 가는 우리의 삶에
터닝 포인트가 될 수 있기를 소망합니다!

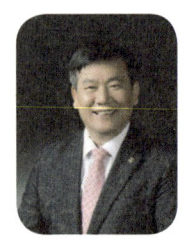

권선복
| 도서출판 행복에너지 대표이사

현대 사회를 설명하는 가장 큰 화두 중 하나는 '피로'입니다. 끊임없이 변화하는 사회의 흐름에 적응하고 앞서 나가지 못하면 도태되고 만다는 공포가 사람들을 무한 경쟁의 수레바퀴 속으로 몰아넣고, 쳇바퀴 속에서 가속되는 경쟁을 통해 많은 사람들이 지쳐 쓰러져 버리거나 자기 자신을 돌아볼 여유도 없이 하루하루 살아 나가고 있습니다. 최근 의학계에서 많은 연구가 진행되고 있는 '번 아웃 증후군'은 이러한 사회 분위기 속에서 지쳐 버린 개인들의 단면을 잘 보여 주는 병이기도 합니다.

그렇기 때문에 현대인들은 더더욱 '휴식'을 찾아 헤매곤 합니다. '힐링', '웰빙', '워라벨' 등의 개념이 많은 이들에게 확산되면서 다양한 방법으로 휴식을 즐기려는 사람들이 늘어나고 있습니다.

하지만 '진정한 휴식'이라는 것은 과연 무엇일까요? 아무것도 하지 않으면 휴식이라고 할 수 있을까요? 이 책 『리스토러티브 요가』는 몸과 마음을 지배하는 관념과 습관의 영향을 받지 않으며 온전히 타고난 지혜를 보유하고 있는 자신의 몸, 소마Soma를 깨닫는 것이 진정한 휴식의 시작이라고 이야기합니다. 또한 '긴장'과 '이완'의 올바른 이해를 통해 육체 각 부분의 불필요한 긴장을 줄이고 균형을 맞추는 것으로 우리를 괴롭히는 육체적 피로를 해소할 수 있다고 말합니다. 즉 자신의 몸을 이해하고 원래대로 되돌리는 것이 '휴식'의 본질이며, 이러한 원리를 이용해 '진정한 휴식'을 누리게 해 주는 방법이 이 책에서 알려주는 다양한 기법의 '휴식 요가'인 셈입니다.

고대 인도 수행자들의 지혜에서 시작된 요가는 전 세계적으로 그 효과가 알려지면서 다양한 형태로 분화되었습니다. 그중에서도 단순하지만 요가의 가장 깊은 본질에 맞닿아 있는 이 '리스토러티브 요가'의 이론과 실전을 통해 일상적인 스트레스와 번 아웃에 시달리는 현대인들이 자신의 몸과 마음을 있는 그대로 사랑하고 회복할 수 있는 방법을 배울 수 있기를 소망합니다.

'행복에너지'의 해피 대한민국 프로젝트!
〈모교 책 보내기 운동〉

대한민국의 뿌리, 대한민국의 미래 **청소년·청년**들에게 **책**을 보내주세요.

많은 학교의 도서관이 가난해지고 있습니다. 그만큼 많은 학생들의 마음 또한 가난해지고 있습니다. 학교 도서관에는 색이 바래고 찢어진 책들이 나뒹굽니다. 더럽고 먼지만 앉은 책을 과연 누가 읽고 싶어 할까요? 게임과 스마트폰에 중독된 초·중고생들. 입시의 문턱 앞에서 문제집에만 매달리는 고등학생들. 험난한 취업 준비에 책 읽을 시간조차 없는 대학생들. 아무런 꿈도 없이 정해진 길을 따라서만 가는 젊은이들이 과연 대한민국을 이끌 수 있을까요?

한 권의 책은 한 사람의 인생을 바꾸는 힘을 가지고 있습니다. 한 사람의 인생이 바뀌면 한 나라의 국운이 바뀝니다. **저희 행복에너지에서는 베스트셀러와 각종 기관에서 우수도서로 선정된 도서를 중심으로 〈모교 책 보내기 운동〉을 펼치고 있습니다.** 대한민국의 미래, 젊은이들에게 좋은 책을 보내주십시오. 독자 여러분의 자랑스러운 모교에 보내진 한 권의 책은 더 크게 성장할 대한민국의 발판이 될 것입니다.

도서출판 행복에너지를 성원해주시는 독자 여러분의 많은 관심과 참여 부탁드리겠습니다.

도서출판 **행복에너지** 임직원 일동